Calisthenics für

Anfänger

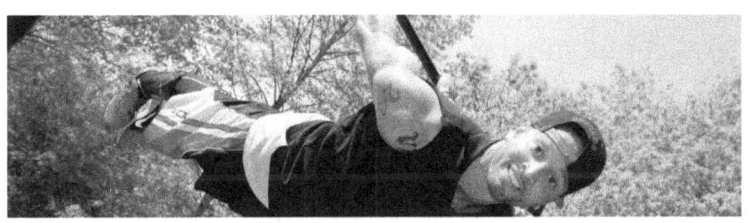

Führer eines Anfängers zu

Körpergewicht Trainings

Dieses Dokument richtet sich an genaue und verlässliche Informationen in Bezug auf das Thema Bereitstellung und überdachte ausstellen. Die Veröffentlichung mit der Idee verkauft wird, die der Verlag nicht Buchführung zu machen ist erforderlich, offiziell erlaubt, oder auf andere Weise, qualifizierte Dienstleistungen. Wenn Beratung erforderlich, rechtliche oder professionelle, sollte ein geübter Individuum im Beruf bestellt werden.

- Aus einer Grundsatzerklärung, die von einem Ausschuss von der American Bar Association und eines Ausschusses der Verlage und Verbände akzeptiert und genehmigt ebenso wurde.

In keiner Weise ist es legal, einen Teil dieses Dokuments entweder elektronisch oder in gedruckter Form zu reproduzieren, zu vervielfältigen oder zu übertragen. Die Aufnahme dieser Veröffentlichung ist streng verboten und jede Speicherung dieses Dokuments ist, es sei denn mit schriftlicher Genehmigung des Herausgebers nicht gestattet. Alle Rechte vorbehalten.

Die hierin enthaltenen Informationen angegeben ist ehrlich und konsequent zu sein, dass jegliche Haftung in Bezug auf die Unaufmerksamkeit oder auf andere Weise, durch die Nutzung oder Missbrauch jeglicher Richtlinien, Prozesse oder Richtungen, die innerhalb

Die Marken, die verwendet werden, sind ohne

Zustimmung, und die Veröffentlichung der Marke ist,

ohne Erlaubnis oder Unterstützung durch den

Markeninhaber. Alle Marken in diesem Buch sind für

die Zwecke nur zu klären und werden von den

Eigentümern der Besitz selbst, nicht mit diesem

Dokument zusammen.

Warte ab! Bevor Sie weiter ....

Würden Sie gerne

wie Zugang <u>FREI Kindle-</u>

<u>Bücher zu haben</u>?

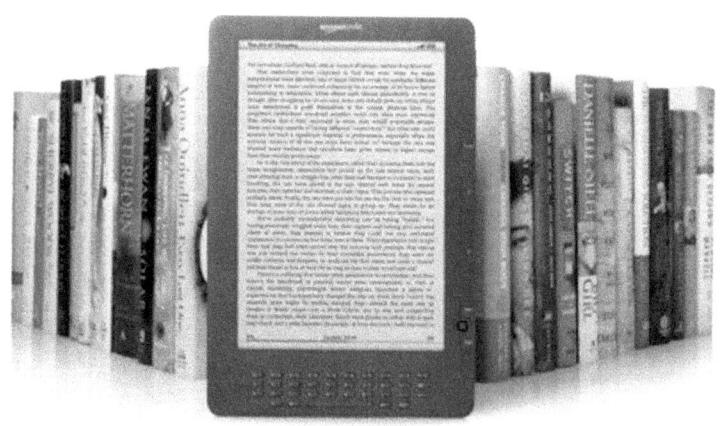

Wenn Sie mit Ja beantwortet,
dann
KLICK HIER
Es gibt einen **kostenlosen
Bonus** am Ende des Buches!

Zum Ende des Buches die 10%
Rabatt zu bekommen und mich
zu geben Sie Ihrem Bild.

Inhaltsverzeichnis

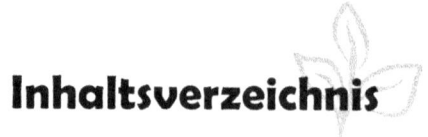

KAPITEL 5:
SUPPLEMENTIERUNG für die allgemeine Gesundheit und Fitness

introduction

Ich möchte Ihnen danken und gratulieren Ihnen das Buch zum Herunterladen: *"Calisthenics für Anfänger"*.

Halten Sie sich an die Anweisungen in diesem Buch und erhalten die durchtrainierten , festen Körper, den Sie immer gewünscht haben. Die äußerst nützlich Training in dieser Anleitung wird Ihre Fitness in das Erreichen von Zielen helfen.

Nochmals vielen Dank für dieses Buch herunterzuladen. Ich hoffe du genießt es!

Kapitel 1

Was ist Calisthenic

Ausbildung?

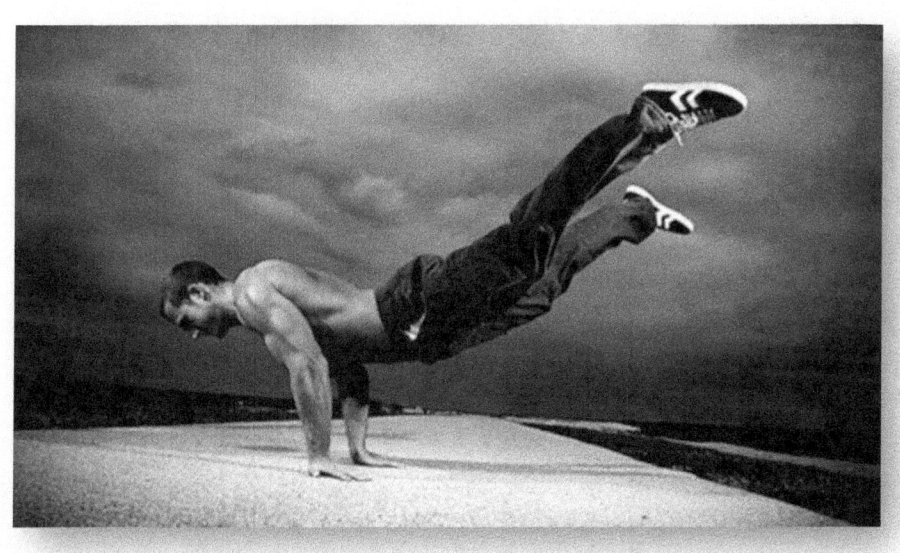

Eine Reihe von Körpergewicht leichte Übungen durchgeführt , die allgemeine Fitness und Psychomotorik zu erreichen. Heutzutage werden Freiübungen im Allgemeinen als Straßen Training durchgeführt gut definierten und stärkeren Muskeln durch verschiedene Körpergewicht Übungen zu bauen.

Durch Gymnastik-Übungen können Sie Ihre Beweglichkeit, Koordination, aerobe Kapazität und das Gleichgewicht mehr als Olympionike verbessern. In Freiübungen, können Sie drücken, ziehen, biegen oder Ihren Körper, indem Sie Ihr Körpergewicht für Widerstand diese Bewegungen intensiver und effizienter zu machen in verschiedene Richtungen schwingen.

Grundvoraussetzungen

für die Calisthenics

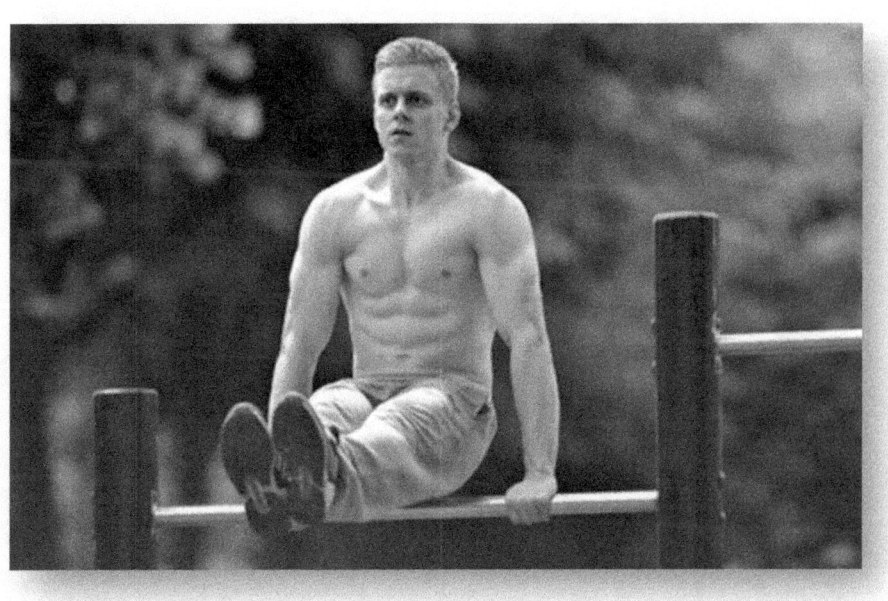

Calisthenics ist nicht so einfach, wie es aussieht; es umfasst eine Vielzahl von Körpergewicht Übungen, die nicht ohne eine ausreichende Muskelkraft durchgeführt werden kann, Kernstabilität und Festigkeit.

Hier sind einige grundlegende Anforderungen für Freiübungen;

• Eine richtige Warm-up für eine bessere gemeinsame Aktivierung

• Mehr als ausreichend Körper Flexibilität und Stärke

• Beweglichkeit, Balance und Koordination

• Kern Stabilität und Festigkeit

In Sport und Spiel, Stärke und Flexibilität Ihres Körpers spielen eine Schlüsselrolle Ihre Bewegungen und Ihre Fitness zu verbessern. Wenn Sie sperrig, kräftiger Körper Muskeln ohne den starken und stabilen Kern haben, dann können Sie nicht mehrere callisthenic bewegt ausführen, die ein Zwischen Praktiker von calisthenics mit Leichtigkeit durchführen können. Calisthenics erfordert große Körperkraft zusammen mit dem stabilen und starken Kern.

Kapitel 2

Die Bedeutung der Warmup

und Flexibilität in

Calisthenics

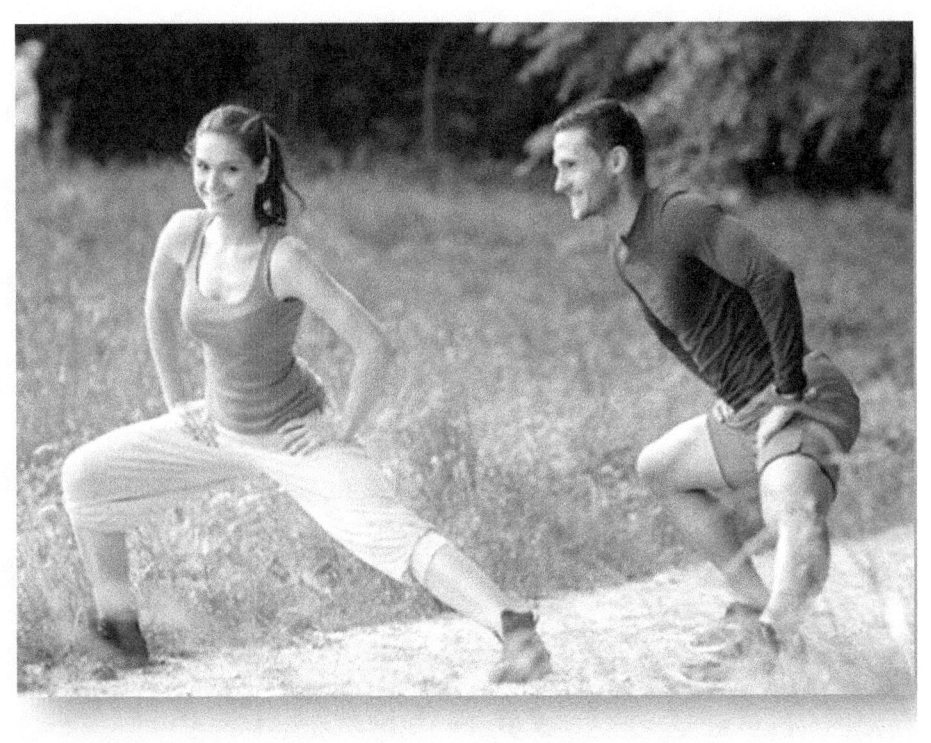

Die Bedeutung der

Warm-up

Warm-up nicht bereitet nur unser Körper Muskeln und Geist für verschiedene körperliche Aktivitäten, sondern verbessert auch den Bereich der Bewegung der Muskeln beteiligt. Ein richtiges Warm-up minimiert Sportverletzungen , verbessert die Durchblutung , erhöht die Körpertemperatur , fördert die Energieerzeugungssystem in unserem Körper und die körperliche Leistungsfähigkeit steigern. Es wurde medizinisch erwiesen, dass eine angemessene Aufwärmphase , die Produktion der notwendigen Hormone verbessert, dass unser Körper stimulieren ausreichend Energie zu erzeugen.

8 bis 10 Minuten Warm-up ist eine angemessene Aufwärmphase , die beteiligt durch die Aktivierung unserer Gelenke und Muskeln Ihr Körper für

intensive Übungen und schwierige Körperhaltungen

mit Leichtigkeit bereitet.

Führen Sie eine richtige Warm-up und fügen Sie

einige Dehnübungen es effektiver zu machen, weil

Aufwärmen Ihren Körper bedeutet, Blutgefäße zu

erweitern, die Belastung des Herzens reduziert,

indem der Widerstand verringert wird.

Die Bedeutung der Körper Flexibilität

Flexibilität Übungen nicht nur unsere Gelenke aktiv

zu halten, sondern auch den Bereich der Bewegung

unseres Körpers Muskeln in diesen Übungen beteiligt

zu verbessern. Flexibilität Übungen ermöglichen es

uns, unterschiedliche schwer bewegt sich mit Leichtigkeit und Komfort zu erfüllen, die unser Körper die Leistung zu verbessern. Für wirklich perfekt Freiübungen spielt Flexibilität eine entscheidende Rolle. Auf dem Weg der Vollkommenheit und Progression, ist die Flexibilität der Weg und die Stärke ist die Fähigkeit zu gehen auf zu Ihrem Ziel (perfekt Calisthenic bewegt) erreichen. Dynamische und statische Dehnübungen nach dem Aufwärmen und Training halten Sie flexibel und auch stark.

Kapitel 3

Vorteile von Calisthenics

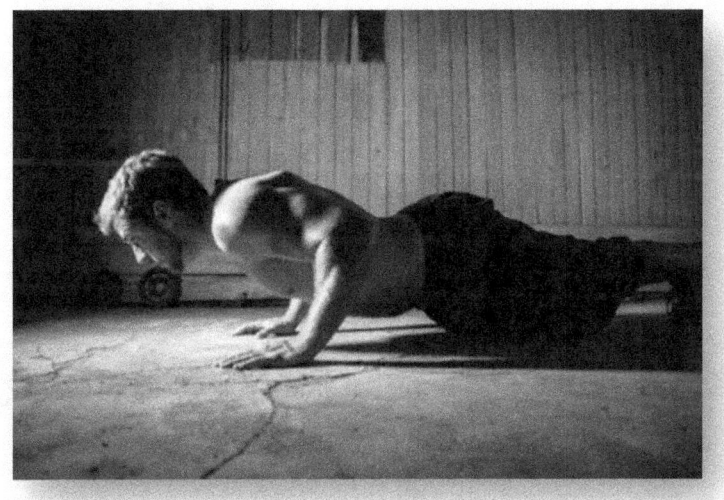

Alle Arten von Körperkrafttraining halten unsere

Muskeln und Gelenke aktiv und leistungsfähig. Es

besteht kein Zweifel, dass das Körpergewicht

Ausbildung ein wesentlicher Bestandteil der Bodybuilding und andere Sportarten gewesen.

Heutzutage werden Calisthenic Workouts wie von der Mehrheit der Fitness-Liebhaber oder bewusst.

Hier sind einige Vorteile von Körpergewicht Ausbildung;

- Als eine physiologische Aktivität, Körpergewicht Training verbessert unsere kardiovaskuläre Gesundheit, stärkt die Knochen, Muskel-Gesundheit zu fördern und Körper Stoffwechsel zu fördern sowie

- Da das Körpergewicht Übungen oder Gymnastik mehrere Körpermuskulatur zielen daher verbrennen diese Übungen zusätzliche Kalorien und unserem Körper helfen, unnötige Gewicht zu verlieren

- Alle Körpergewicht Übungen unserem Körper Form und bei der Entwicklung von schönen und starken Muskeln für das Leben helfen
- Eines der markantesten Vorteile ist, dass Freiübungen brauchen keine Ausrüstung wie in Krafttraining
- Es gibt mehrere calisthenics, die zu Hause durchgeführt werden kann oder man überall etwas Zeit finden
- Als eine natürliche Bewegung, verbessern Freiübungen Knochen und Muskelmasse dramatisch
- Eine moderate Praktiker der Freiübungen haben mehr starke und stabile Kern als ein Krafttraining Praktiker
- Durch entsprechende Freiübungen, können Sie große Kraft und Ausdauer aufzubauen, ohne

an Flexibilität zu verlieren. Mehrere
Calisthenic Übungen bestehen aus
dynamischen und statischen
Dehnungsübungen, die den Bereich der
Bewegung der Muskeln zu verbessern beteiligt

♥ Ich habe eine seltsame Wahrheit über
Freiübungen entdeckt, und das ist "calisthenics
Kreativität in Ihnen entwickeln, während
andere Calisthenic Übungen"

Kapitel 4

calisthenics Übungen

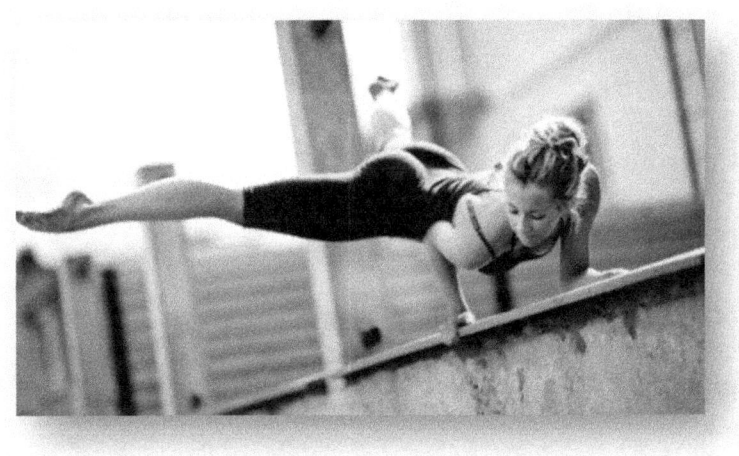

In diesem Kapitel werden folgende Übungen

erwähnt:

1. Breite reichte Pushups *

2. Standard pushups *

3. Neigung pushups *

4. Dreieck oder Diamant pushups *

5. Standard-Pull-ups *

6. Chest hohe Klimmzüge *

7. Clap Klimmzüge *

8. Schreibmaschine Klimmzüge *

9. "L" sitzen Klimmzüge *

10. Chin-ups *

11. Burpees *

12. Lunges *

13. Gehen lunges *

14. Crunches *

15. Gewirr knirscht *

16. Side Zehe berühren *

17. Side-to-Side *

18. Sit-ups *

19. Standard-Plank halten *

20. Side Planke halten *

21. Zurück Bein heben Planke halten *

22. Jumping Jack oder schreiten springt *

23. Inverted "L" hold Toe berührt *

24. Squats *

25. Explosive hockt *

26. Ein Bein Kniebeugen oder Kugel Hocke *

27. Schräg Bein halten *

28. Crocodile erhöhen *

29. "L" hold *

30. "V" hold *

31. "L" sit erhöhen *

32. In voller Länge Seite raise *

33. Kniedrehung am Reck *

34. Scheibenwischer

35. Bar Dips *

36. Wadenheben *

37. Steh Schaukel *

38. Wand Handstand *

39. Modifizierte Handstand pushups *

40. Handstand pushups Wall *

41. Muscle ups auf bar *

42. Brücke halten *

43. Brücke pushups *

44. "L" hold bar Dips *

45. Froschhüpfen *

46. Bench Krokodil erhöhen *

47. Side Bein heben *

48. Vorderfußanpassung raise *

49. Zurück Bein heben *

50. Drachen Flagge *

Oberkörper -Übungen

Standard-Push-ups

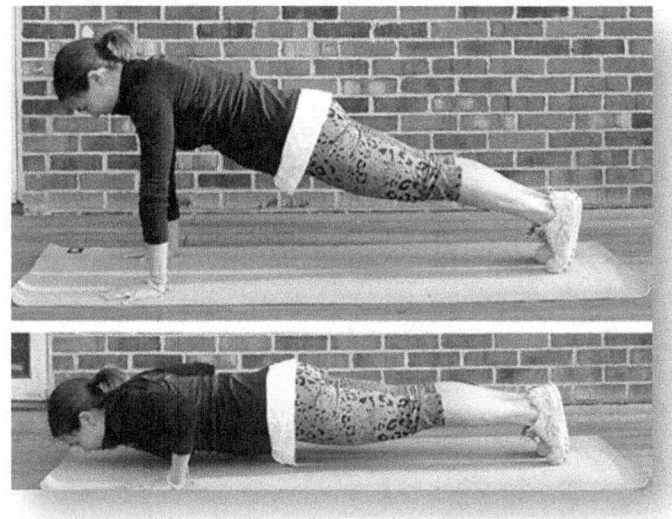

Pushups ist eine effektive Körpergewicht

Ausbildung, die Sie in einer Vielzahl von Arten

durchführen können verschiedene Körpermuskulatur

zu zielen. Standard-pushups Ziel in erster Linie der Brust und Armmuskulatur und in zweiter Linie zielt auf Kernmuskeln .

Anleitung:

* Indem Standard Planke Position starten, indem Sie Ihre ganze Körpergewicht auf den Zehen und die Arme (gerade) Unterstützung

* Senken Sie Ihre Oberkörper den Boden zu berühren und dann in die Ausgangsposition zurückbewegen

* Wiederholen Sie diesen Vorgang 10 bis 15 Mal übt einen Satz zu vervollständigen

Weit Handed Push-Ups

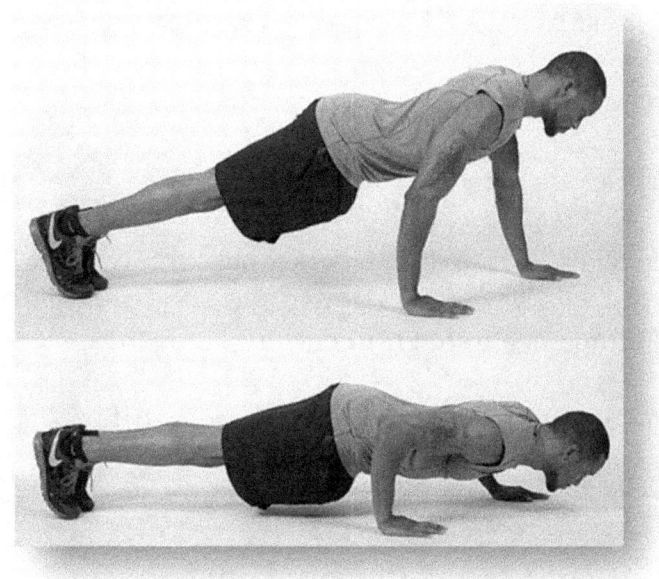

Variationen in pushups nicht zielt nur verschiedene Oberkörper Muskeln, sondern auch macht Ihr Training effektiv. Weit handed pushups in erster Linie Ihre Brustmuskulatur zielen. Weit handed pushups Ihre muskuläre Stabilität und Festigkeit zu verbessern.

Anleitung:

* Halten Standard Planke Position mit den Händen zu öffnen breiter als die Schulterbreite
* Unterstützen Sie Ihren ganzen Körper mit den Händen und Zehen, während die Wirbelsäule gerade halten
* Bewegen Sie nun den Oberkörper sanft in Richtung nach unten und nach in der Nähe von dem Boden zu erreichen, bewegen sich zurück in die Ausgangsposition , indem Sie Ihre Hände Richt
* 10 Wiederholen bis 15 rep wenn Sie ein Anfänger oder tun so viele Wiederholungen wie Sie mit Leichtigkeit tun können, wenn Sie ein erfahrener Praktiker sind

Incline Pushups

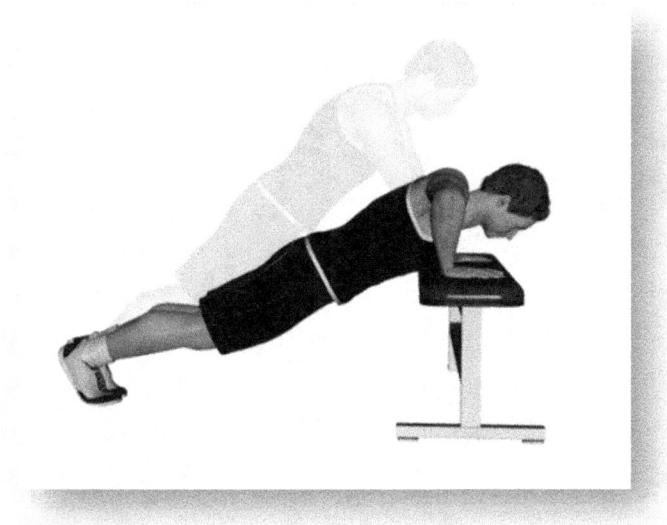

Anleitung:

Incline pushups bieten Ihnen mehr unterstützen diese

Übung mit Leichtigkeit und Komfort zu erfüllen.

Incline pushups sind einfach durchzuführen , wenn

Sie Ihre Hände auf einem hohen Platz ruhen,

während die Füße auf einem unteren Boden ruht und

sind schwieriger, wenn Sie Ihre Hände auf einem

unteren Boden ruhen, während die Füße auf einem

höheren Boden ruht eine Neigung zu machen.

Diamant Pushups

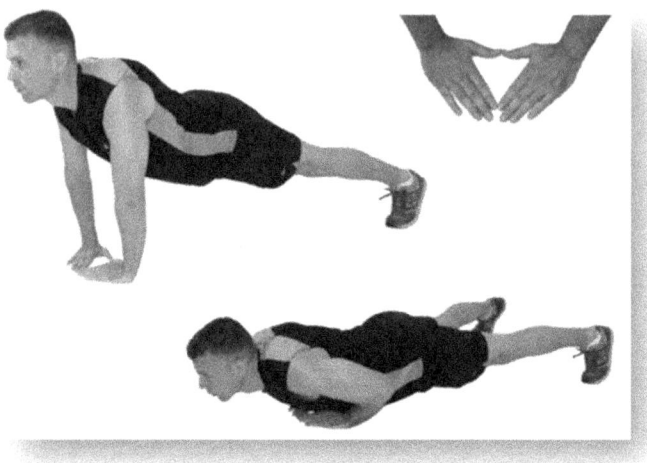

Diamant pushups ist eine größere Herausforderung

Übung, die in erster Linie zielt Trizeps und erfordert

große muskuläre Stabilität und Ausdauer.

Anleitung:

* Indem Standard Planke Position mit den Armen gerade und die Hände in einem Dreieck oder Diamantform (Join Daumen und Zeigefinger von beiden Händen einen Diamanten zu machen) starten

* Bewegen Sie nun den Oberkörper leicht nach unten, während Sie die Ellbogen in Seitwärts Biegen und dann in die Ausgangsposition zurückbewegen

* Wiederholen Sie 10 bis 15 Wiederholungen jedes Mal

* Sie mindestens 3 Sätze

Standard-Pull-ups

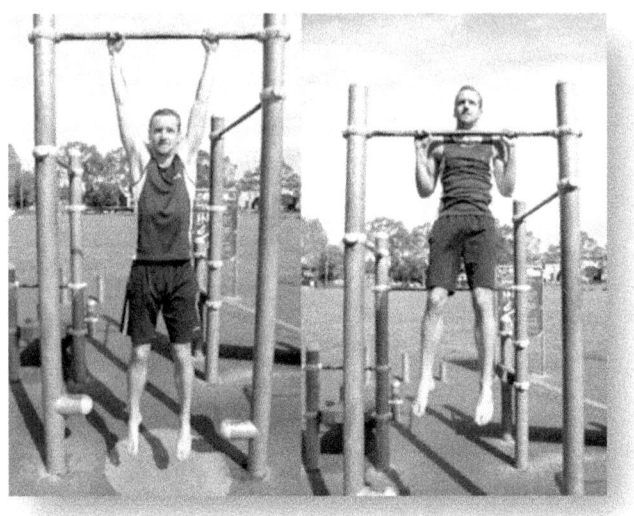

Klimmzüge ist eine vorab-Form der Gymnastik oder
Krafttraining der Körper, die mehr als ausreichende
Praxis erfordert. Klimmzüge erfolgt über eine hohe
Messlatte. Klimmzüge in erster Linie richtet sich an
Arme, Brust, Schultermuskulatur und Latissimus
Dorsi.

Anleitung:

* Fassen Sie eine hohe bar (1-2 Fuß hoch über Ihrem Kopf) mit beiden Händen etwas breiter als deine Schulterbreite

* Ihre Hand mit der Handfläche sollte gegenüber dein Gesicht sein.

* Die Knie beugen und Kreuz und quer Ihre Schienbeine

* Nun heben Sie Ihren Körper zu berühren Ihre Schlüsselbein Knochen (Knochen zwischen Schulterblatt und Brustbein) an der Bar und wechseln Sie wieder zu starren position

* Wiederholen Sie so viele Wiederholungen wie möglich oder nach Ihrem Fitness-level

* Wiederholen Sie 3 Sätze

Brust hoch Klimmzüge

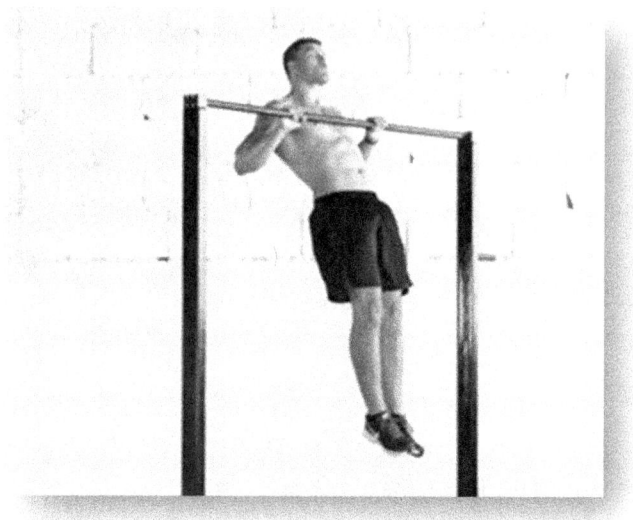

Brust hoch Klimmzüge sind anspruchsvoller als

standard Pull-ups. Diese Übung üben mehr Druck auf

der Brust, Arme und Lat Muskeln.

Anleitung:

* Halten Sie die gleiche Position der standard

Klimmzüge und berühren Sie das Ende Ihrer Brust

Muskeln an der bar

* Do 10-15 Wiederholungen oder nach Ihrem Fitness-

Level in jedem set

* 3 Komplettsets

Donnerschlag Klimmzüge

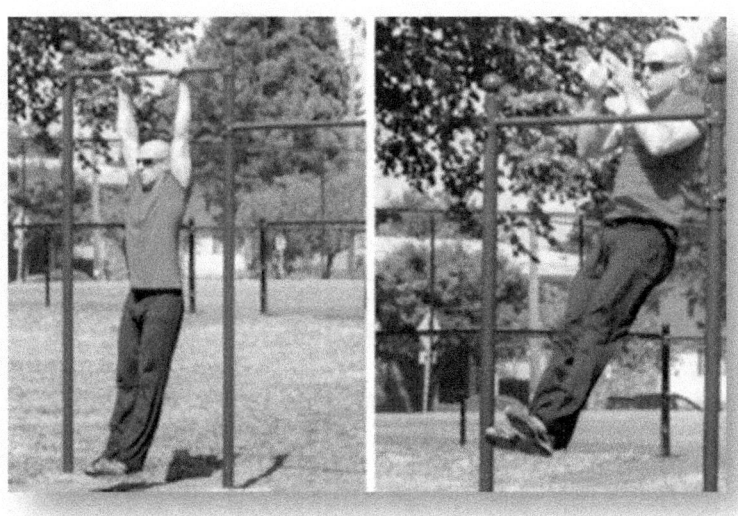

Donnerschlag Klimmzüge ist die schwierigere Übung als Standard und Brust hoch Klimmzüge.

Anleitung:

* Standard Pull-ups Position halten

* Ihr Körper mit all Ihrer Kraft hochziehen, schnell klatscht mit beiden Händen gleichzeitig nach oben und die Bar wieder bevor er hinunter zu erfassen

* Vermeiden Sie Rucken und swing, während Durchführung clap Klimmzüge

* Do 8-12 Wiederholungen oder so viele Wiederholungen wie Sie können mit Leichtigkeit

* Clap Klimmzüge zu vermeiden, wenn Sie Stamm zurück Hals Schmerzen, schwere Muskelschmerzen Schmerzen und Schulter

Schreibmaschine Klimmzüge oder Archer Klimmzüge

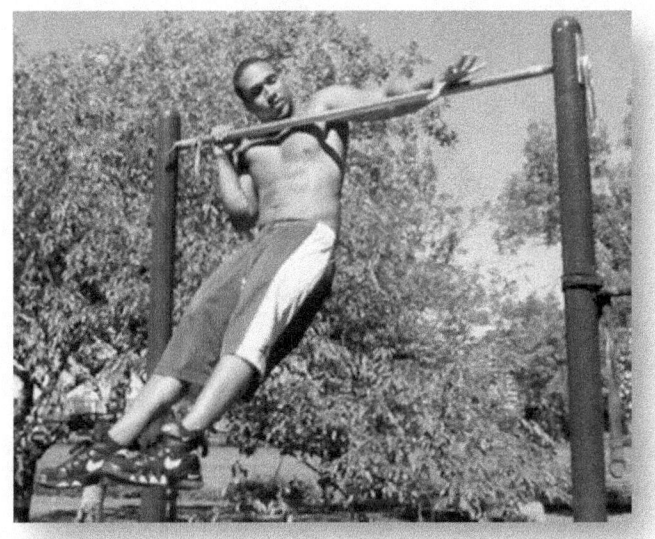

Schreibmaschine Klimmzüge ist die schwierigere

Form der Klimmzüge im Vergleich zu standard

Klimmzüge, Brust hoch Klimmzüge und

Donnerschlag Klimmzüge.

Anleitung:

* Halten Sie Klimmzüge Position beim greifen einer hohen Messlatte

* Dein ganzen Körper hochziehen und leicht berühren der Brust an der bar

* Nun, fest halten Sie die Leiste mit der rechten Hand und schieben Sie Ihren linken Parallel zu der Bar durch Ausweitung auf den Balken

* Machen Sie dasselbe für die andere Hand durch die Leiste mit der linken Hand halten und durch Verschieben der rechten hand

* Maximale Wiederholungen in jedem Satz zu tun.

* Drei oder vier Komplettsets

"L" Sit Klimmzüge

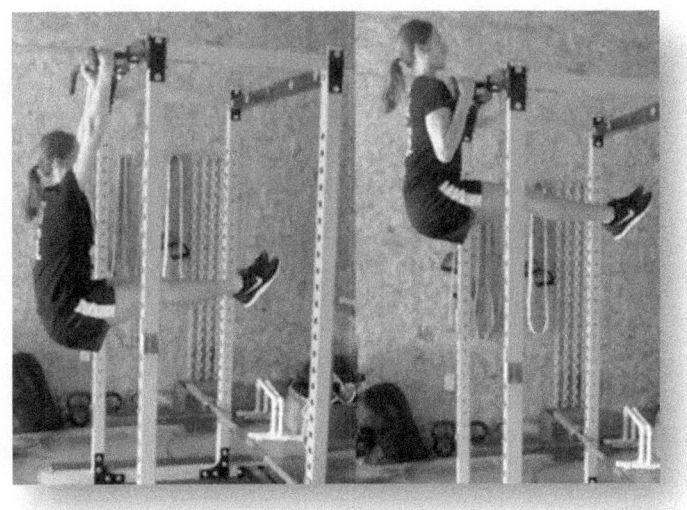

"L" Sit Klimmzüge ist eine Voraus-Technik von Pull-

ups, die auch in Chin-ups verwendet wird. Dieser

erstaunliche Übung richtet sich an mehreren

Oberkörpermuskulatur einschließlich Bauch-

Rumpfmuskulatur.

Anleitung:

* Eine hohe Messlatte mit Ihren beiden Händen schulterbreit auseinander wie im standard Klimmzüge zu erfassen

* Heben Sie beide Knie um "L" halten und tun das gleiche Klimmzüge zu machen

* Machen Sie so viele Wiederholungen wie möglich mit Leichtigkeit

* Wiederholen Sie diese Übung in drei Sätzen von 10 bis 20 Sekunden Erholungsphasen getrennt

Muskel

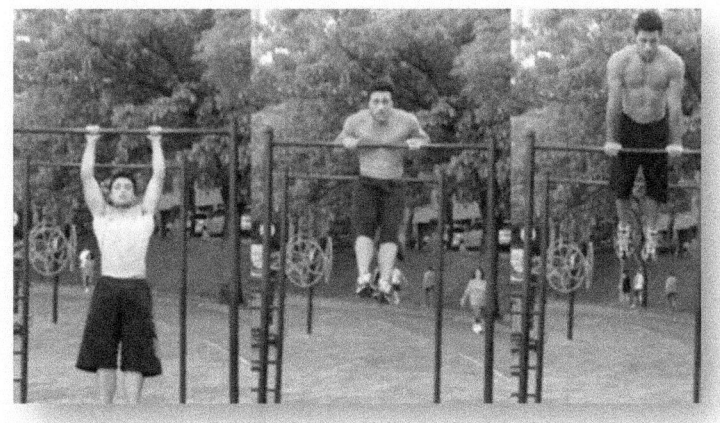

Muskel, ist Vorschuss für Klimmzüge.

Anleitung:

* Griff Reck mit den Händen etwas breiter als deine

Schulterbreite

* Tun Sie einen standard Pull-up und erhöhen Sie

Ihren ganzen Körper über der Bar wie in Dips durch

Begradigung Ihre beiden Arme

* Bewegen Sie sanft zurück in die Ausgangsposition

* Machen Sie so viele Wiederholungen wie möglich

* Wenn Sie ein Anfänger sind, dann beginnen Sie diese Übung auf dem Boden stehen und springen Sie beide Füße um Dips Position zu erreichen

Klimmzüge

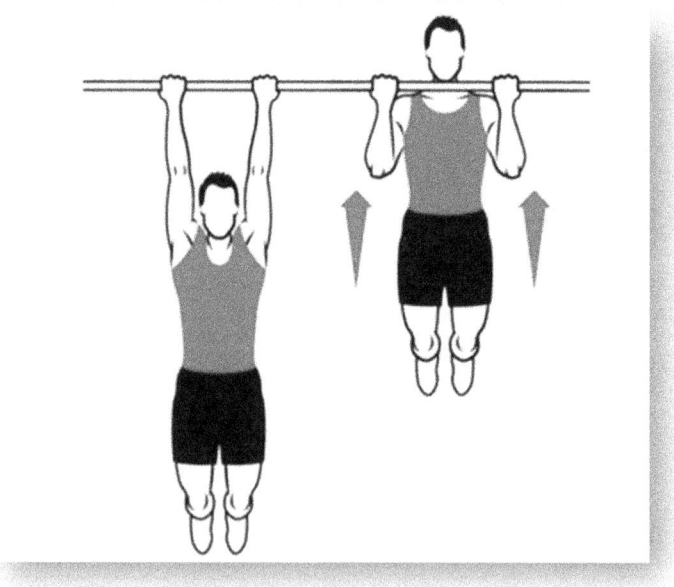

Klimmzüge ist eine tolle Übung, die in erster Linie

richtet sich an Bizeps und in zweiter Linie richtet sich an Brustmuskulatur.

Anleitung:

* Griff ein Reck mit beiden Händen mit den Hände schulterbreit auseinander oder weniger breit als deine Schulterbreite

* Halten Sie Ihre Hand Handflächen auf das Gesicht richten

* Ziehen Sie Ihren Körper bis zu Ihr Kinn näher zu bar und verschieben Sie dann zurück in die Ausgangsposition zu bringen

* 10 bis 12 Wiederholungen oder nach Ihrem Fitness-level

Burpees

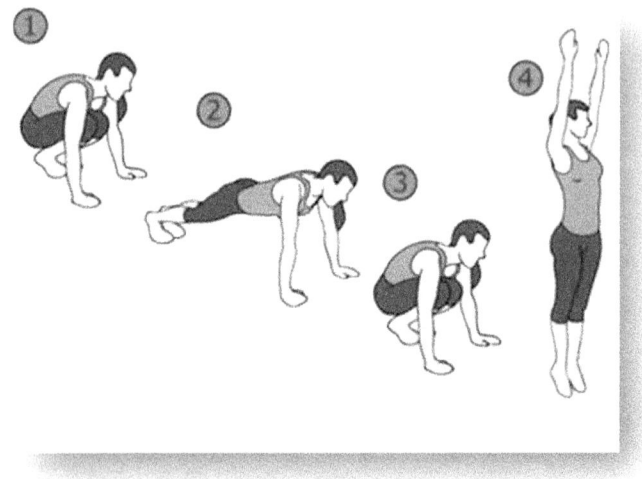

Eine Körper-Gewicht-Übung und ist bekannt als Graf Körper Krafttraining sic, die engagiert sich unsere Körpermuskeln verbrennen zusätzliche Kalorien, um Kraft und Ausdauer zu erhalten.

Anleitung:

* Zunächst ruhen Ihre Hände durch deine Seiten halten Hocke

* Sitzen Sie auf Ihren Füßen ruhen die Hände auf dem Boden vor Ihnen

* Springen beide Füße zurück zu Pushup Position halten und tun einen Pushup

* Springen Sie beide Füße auf Ihren Händen Hocke wieder zurückhalten wieder

* Bei gleichzeitiger Erhöhung Ihrer beiden Händen

über dem Kopf von Hocke springen

* Do 10 bis 12 Wiederholungen oder so viele

Wiederholungen wie Sie können mit Leichtigkeit

Ausfallschritte

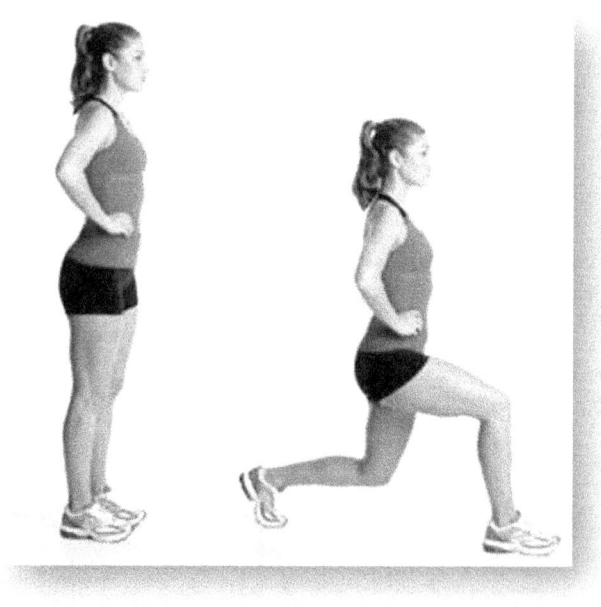

Ausfallschritte ist eine effektive Übung, die in erster Linie richtet sich an untere Körpermuskeln und in zweiter Linie richtet sich an Bauch-Rumpfmuskulatur.

Anleitung:

* Stehen Sie gerade mit Ihr einen Fuß voneinander)

* Lass deine Hände auf deinen Seiten (Beginn des Becken Knochen)

* Schritt einen Fuß nach vorne dabei 90-Grad-Winkel zwischen Oberschenkel und Wade, und halten Sie das hintere Bein

* Versuchen Sie, Ihre hintere Bein gerade zu halten (optional oder nicht notwendig), aber bewegen sich nicht Ihrem hinteren Fuß während der Weiterleitung eines Fußes

* Nun zurück zur Startposition und dann Schritt nach

vorn mit Ihrem anderen Fuß

* Do 15 bis 20 Wiederholungen mit jedem Bein

* Wiederholen Sie drei Mal

Walking Lunges

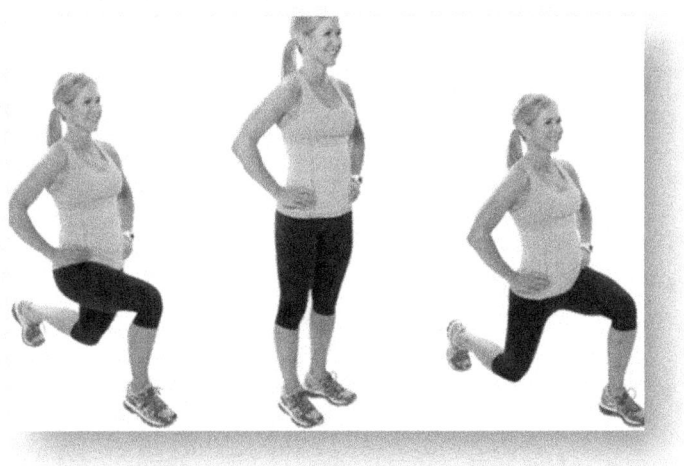

Zu Fuß Ausfallschritte üben zusätzlichen Druck auf die Muskeln an dieser Übung beteiligt.

Anleitung:

* Stehen Sie gerade mit den Füßen schulterbreit auseinander

* Schritt Ihren Rechte Fuß nach vorne und halten Sie dann Startposition durch ziehen Ihre hintere Bein nach vorne, sondern zurück gehen

* Wiederholen Sie durch den Ausbau Ihrer linken

Fuß nach vorne und gehen in diesem Stil für 10 bis

20 Schritte für beide Beine

Kern-Gymnastik-

Übungen

Knirscht

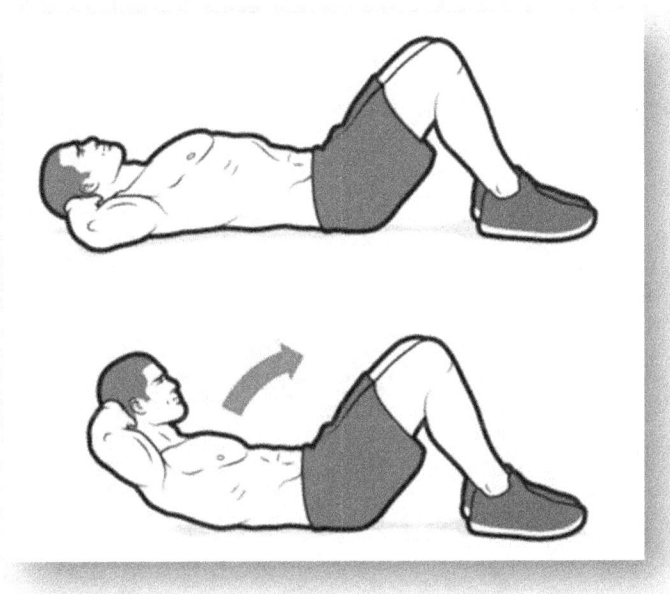

Knirscht ist eine eindrucksvolle Übung, die in erster

Linie richtet sich an Bauch-Rumpfmuskulatur.

Anleitung:

* Lei nach unten auf dem Rücken mit Ihrem Knie
gebeugt und die Füße flach auf dem Boden

* Lass deine beiden Hände auf Rückseite des Kopfes
ohne interlacing Finger um Nackenschmerzen zu
vermeiden

* Bewegen Sie Ihren Oberkörper in Richtung Knie
ohne Ihren Unterkörper zu bewegen und zurück in
die Ausgangsposition bewegen

* Do 15 bis 20 Wiederholungen oder nach Ihrem
Fitness-Level zu einer komplett set

* 3 Komplettsets

Kreuz und quer durch Crunches

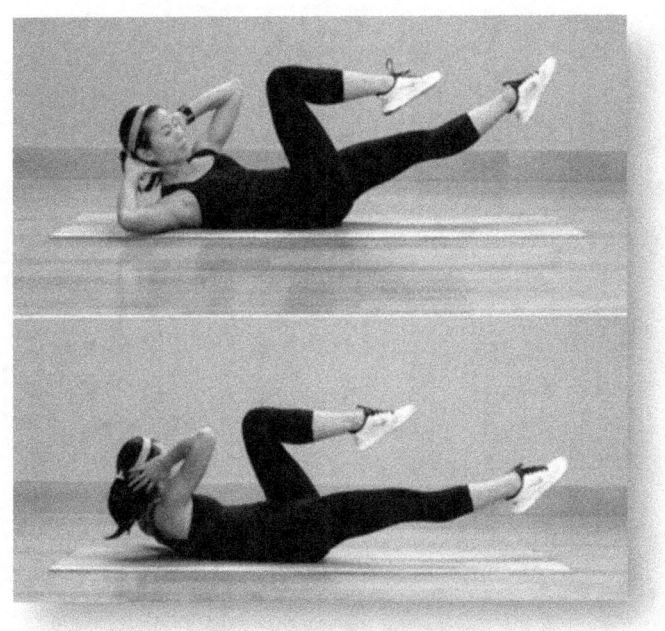

Kreuz und quer durch Crunches ist eine

fortgeschrittene Form der standard knirscht.

Anleitung:

* Hold standard knirscht mit den Füßen Position vom Boden abgehoben

* Ruhen Sie Ihre beiden Hände hinter den Kopf

* Berühren Sie das rechte Knie zum linken Ellbogen und Strecken Sie das linke Bein gerade und bewegen Sie das rechte Knie wieder

* Jetzt, Strecken Sie Ihr rechtes Bein gerade und tippen Sie auf das linke Knie zu Ihrer rechten Ellbogen

* Ständig wiederholen Sie diese Übung für 30 bis 40 Sekunden, um ein Set zu vervollständigen

* 3 Komplettsets

Seite Zehen berühren

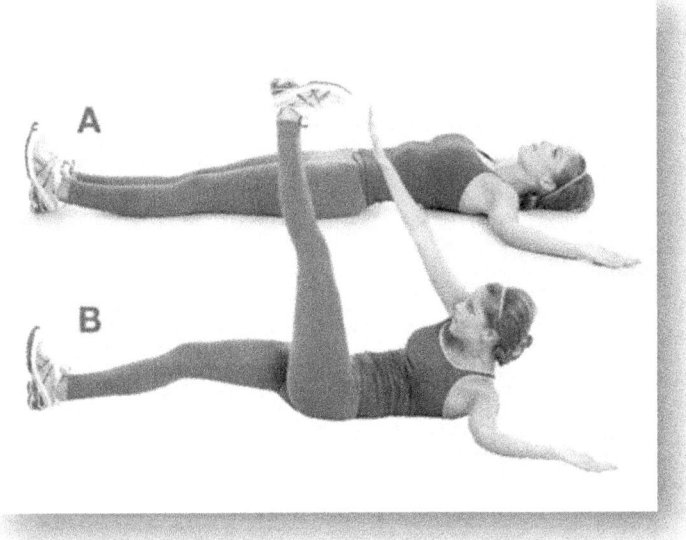

In voller Länge Seite Zehen berühren ist ein

Kernstabilität und Kern Übung, die in erster Linie

richtet sich an interne und externe schräge Muskeln

zu stärken.

Anleitung:

* Legen Sie sich auf der rechten Seite (nicht vollständig auf dem Rücken liegen, liegen auf einer Ihrer Seiten statt)

* Ruhen Sie Ihren rechten Arm flach auf den Boden und beugen Sie diesen Arm auf Ihren Bauch, Ihren Körper zu balancieren, während der Durchführung Seite Zehen berühren

* Heben Sie Ihre linke Hand über Ihren Kopf in diagonaler Richtung

* Heben Sie die beiden Beine seitlich und Ihren Oberkörper zur gleichen Zeit, Ihre Zehen mit der erhobenen Hand (versuchen Sie, einen "V" Halt machen) berühren

* Unterstützen Sie Ihren ganzen Körper mit Ihren Hüften bei der Herstellung von "V"-Form

* Jetzt schnell in die Ausgangsposition zurück und wiederholen Sie diese Übung 15 bis 20 Mal

* Machen Sie die gleiche Übung zur anderen Seite

Standard-Planke halten

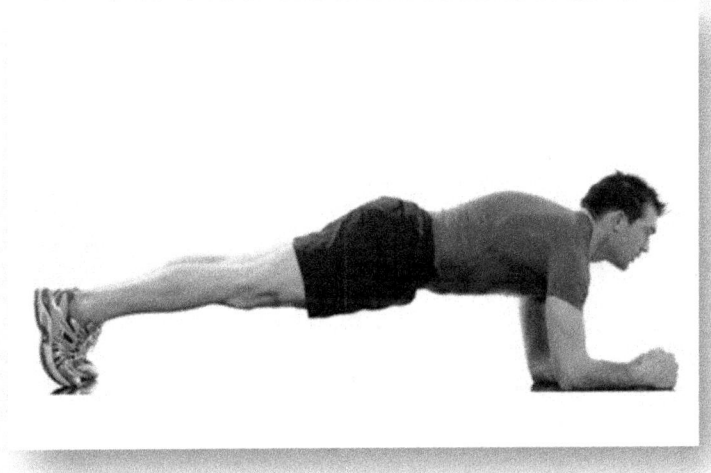

Standard-Planke halten stärkt und Ställe

Rumpfmuskulatur.

Anleitung:

* Halten Sie Liegestütze Positionen und unterstützt

Ihren ganzen Körper mit Ihren Zehen und Ihre

Unterarme flach auf dem Boden

* Halten Sie Ihre Wirbelsäule gerade und den Hals

horizontal auf der Suche

* Halten Sie diese Position so lange wie Sie können

* Für 10 bis 15 Sekunden ruhen und wieder starten

* Wiederholen Sie diese Übung 3 Mal

Seite Planke halten

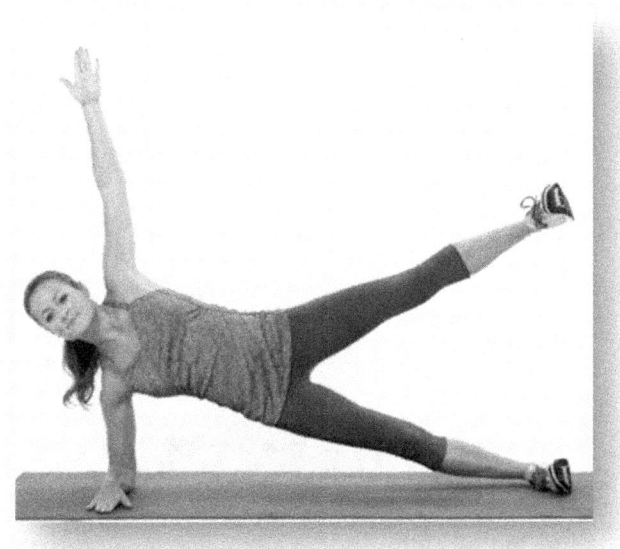

Seite Planke halten in erster Linie Ziele Seite

Bauchmuskeln.

Anleitung:

* Halt standard Plank Halt auf einem gepolsterten

Boden

* Bewegen Sie Ihren Körper seitlich beim Heben Sie

Ihre Rechte Hand und Bein seitlich

* Unterstützen Sie Ihren ganzen Körper auf Ihrem linken Unterarm und den linken Fuß

* Halten Sie diese Position so lange wie Sie mit Leichtigkeit können

* Machen Sie die gleiche Übung für beide Beine um ein Set zu vervollständigen

* 2 bis 3 Sätze

Hintere Bein heben Plank

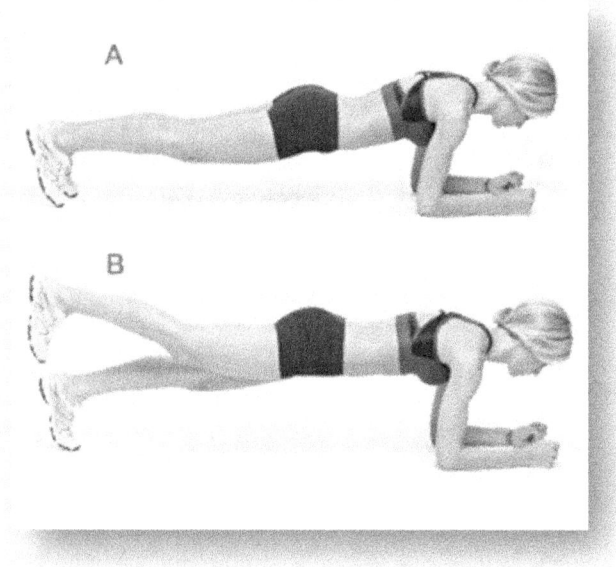

Anleitung:

* Halt standard Plank Halt

* Heben Sie sanft Ihr rechte Bein über dem Boden (so hoch wie möglich mit Leichtigkeit und Komfort)

* Halten Sie diese Position so lange wie Sie können

* Tun Sie dieses halten für das andere Bein um ein Set zu vervollständigen

* Zwei oder drei Sätze

Knie-Kreise

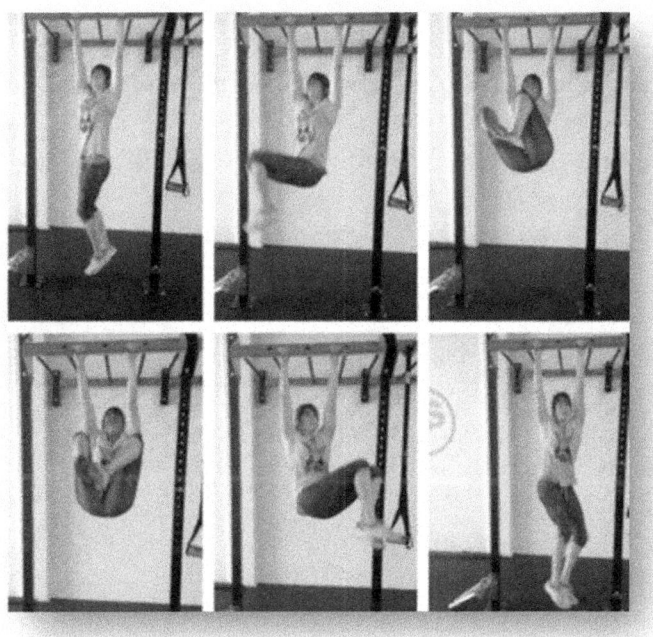

Knie Kreisen ist ein Gewicht Körperkern Stärkung

Übung, die in erster Linie richtet sich an Bauch

(Front- und Bauch) Muskeln.

Anleitung:

* Fassen Sie eine hohe Messlatte mit Ihren Hände schulterbreit auseinander

* Beugen Sie beide Knie zusammen und machen Sie einen Kreis mit den Knien, indem Sie sie von links nach rechts und umgekehrt drehen

* Halten Sie Ihre Wirbelsäule gerade

* Bewegen Sie Ihre Knie in im Uhrzeigersinn und gegen den Uhrzeigersinn Richtung, max Wiederholungen

* Rest für 20 Sekunden und starten Sie dann den nächsten Satz

* 3 Komplettsets

"L" halten

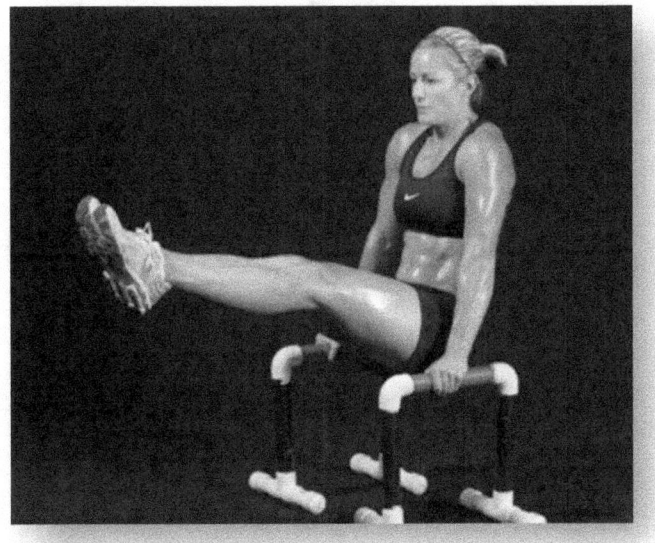

"L" ist eine effektive Core-Übung, die

Rumpfmuskulatur und Oberkörpermuskulatur sowie

zielt.

Anleitung:

* Fassen Sie die beiden Takte des parallel Bar stehend

zwischen den Balken

* Heben Sie beide Beine vom Boden und halten Sie sie direkt bei der Herstellung von 90 Grad Engel zwischen den angehobenen Beinen und Bauch

* Jetzt sanft Ihren ganzen Körper aus dem Sitz durch Begradigung Ihre Hände und halten Sie Ihren Körper in "L" Form zu erhöhen

* Halten Sie diese Position so lange wie Sie können, oder nach Ihrem Fitness-level

* Wiederholen Sie diese Übung 3 bis 4 Mal

"V" Hold

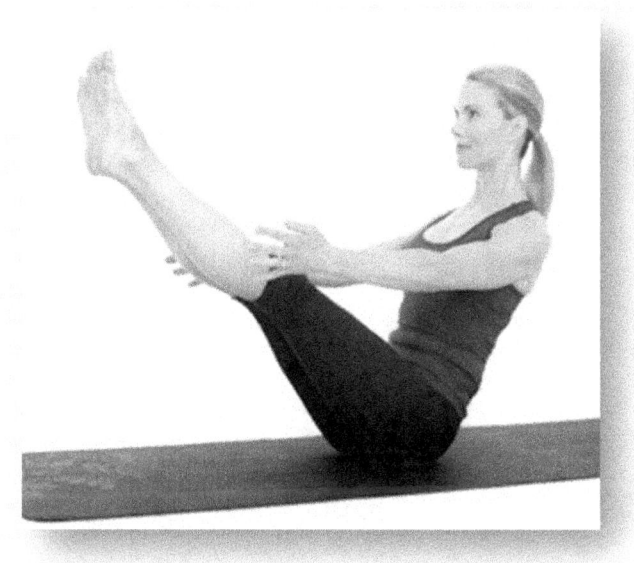

Ein weiterer Kern Stärkung Übung, die ohne

Ausübung Ausrüstung durchgeführt werden kann.

Anleitung:

* Starten Sie durch auf Ihre Hüften auf dem Boden (gepolsterte Boden) mit Ihrem Knie beugen und die Füße flach auf dem Boden liegend

* Kreuzen Sie die Hände auf der Brust und Strecken Sie gerade beide Ihre Beine in diagonaler Richtung um ein "V"-Form Ihres Körpers zu machen

* Unterstützen Sie Ihren ganzen Körper auf der Hüfte und halten Sie Ihren Rücken gerade halten Sie diese Haltung

* Halten Sie so lange wie Sie können

* Rest für 10 Sekunden nach jedem Haltebereich

* Wiederholen Sie diese Übung drei-bis viermal

Seite zu Seite

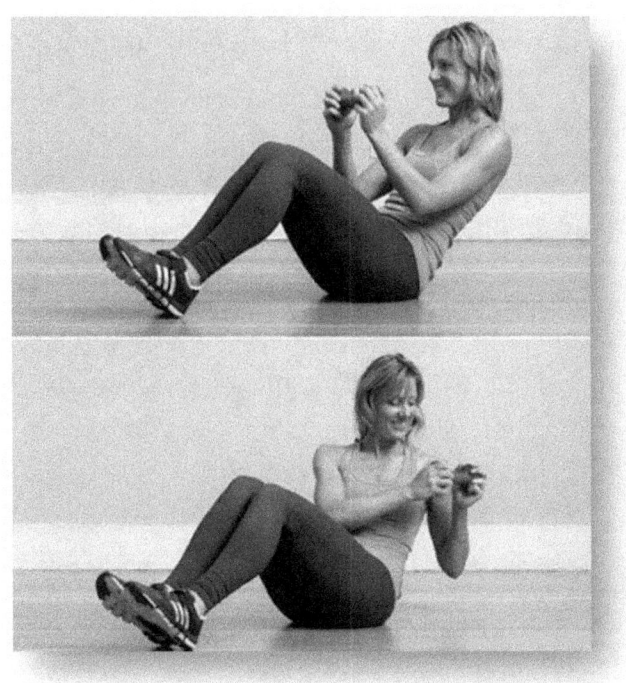

Ein Kern, Übung, die in erster Linie richtet sich an

schräge Muskeln zu stärken.

Anleitung:

* Sitzen Sie auf der Hüfte mit Ihrem Knie gebeugt und
die Füße auf dem Boden

* Stellen Sie eine "V"-Form sitzen wie Sit-ups und
heben Sie Ihre beiden Füße ungefähr 10 bis 15 Zoll
über dem Boden (Sie können Ihre Kälber Kreuz) und
unterstützt den ganzen Körper auf der Hüfte

* Leicht lehnen Sie sich zurück und halten Sie Ihre
Wirbelsäule gerade zur Vermeidung von
Rückenschmerzen

* Jetzt, interlace die Finger beider Hände und
verschieben Sie sie in Richtung der rechten und
linken Seite

* Versuchen Sie, Ihre Hände an den extremen Rechten
und linken Positionen zu begradigen

* Bewegen Sie die Brust nicht während der

Durchführung von Seite zu Seite

* 3 Komplettsets mit maximale Wiederholungen

In voller Länge "L" Sit erhöhen

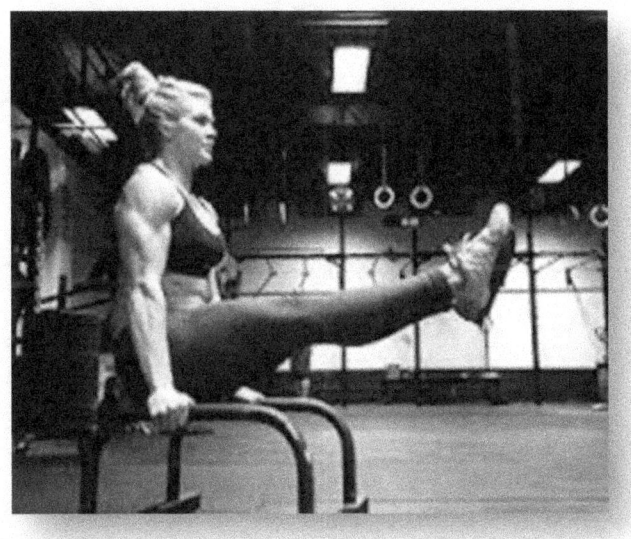

Ein Kern, Übung, Bauch-Rumpfmuskulatur

verbessert und übt ein bisschen Stress auf

Hüftmuskulatur, zu stärken.

Anleitung:

* Eine hohe Messlatte mit den beiden Hände schulterbreit auseinander zu halten.

* Richten Sie Ihren ganzen Körper und heben Sie Ihre Beine in Richtung nach oben, um die Leiste über dem Kopf berühren

* Jetzt bewegen Sie sanft Ihre Beine wieder in die Ausgangsposition ohne biegen Sie

* Machen Sie so viele Wiederholungen wie möglich, um ein Set zu vervollständigen

* Erholen Sie Ihre Ausdauer für 10 bis 15 Sekunden

* Do 3 Sätze

Voller Länge Seite erhöhen

In voller Länge ist ein weiterer Kern Stärkung Übung an einer Klimmzugstange zur Verbesserung der Seite Bauchmuskeln und schrägen Muskeln durchgeführt.

Anleitung:

* Halten Sie Pull-up-Position auf eine

Klimmzugstange

* Halten Sie Ihren ganzen Körper gerade und

bewegen Sie sanft beide Ihre Beine in Richtung rechts

(diagonal) so hoch, wie Sie tun können, ohne das

Gefühl keine Schmerzen (versuchen Sie, die Bar, die

fest mit dem Boden oder senkrecht zum Boden zu

berühren)

* In einer allmählichen Weise bewegen Sie beide

Beine zusammen zurück in die Ausgangsposition

* Jetzt, bewegen Sie Ihre Beine zusammen auf der

linken Seite um eine Wiederholung zu

vervollständigen

* Do 10 bis 15 Wiederholungen in jedem Satz

* 3 t 4 Komplettsets

Wadenheben

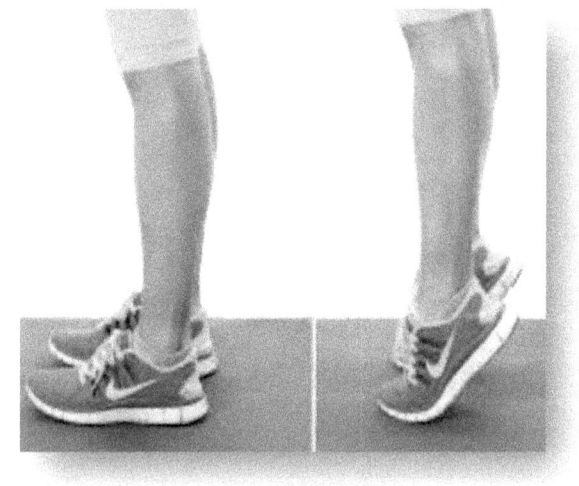

Wadenheben ist eine effektive Übung für Wadenmuskulatur. Es wird auch praktiziert, um die vertikalen Sprung in verschiedenen Sportarten zu verbessern.

Anleitung:

* Stand gerade auf einem Feld oder auf der Treppe durch Ihre Zehen auf die Kante einer Treppe Stufe ruht

* Lass deine Hände an die Wand oder etwas anderes für die richtige balance

* Sanft Ihren ganzen Körper auf Ihren Zehen so hoch wie du kannst, und verschieben Sie dann zurück in die Ausgangsposition zu erhöhen

* So viele Wiederholungen wie Sie in einem Satz tun können

* 3 bis 4 Sätze

Kniebeugen

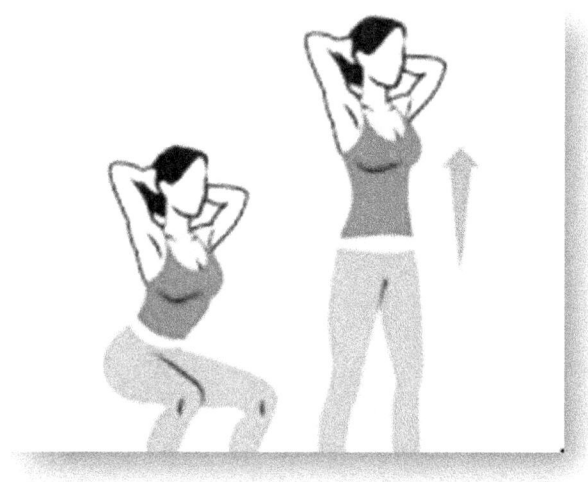

Kniebeugen ist eine wunderbare Körper Gewicht Übung um zusätzliche Kalorien zu verbrennen und Körpermuskeln der untere zu verbessern. Dieser erstaunliche Übung sollte in Ihrer Routine Warm-up oder Gewicht-Verlust-Ausbildung hinzugefügt werden.

Anleitung:

* Stehen Sie gerade mit Ihren Füßen ein wenig breiter als die breite sollte

* Lass deine Hände hinter dem Kopf

* Bewegen Sie Ihren Körper nach unten, kauernde Stellung mit Ihrem Knie gebogen (versuchen Sie, Ihre Knie in 90 Grad-Winkel zwischen Ihre Waden und Oberschenkel beugen) zu halten, während Ihre Hüften in Rückwärtsrichtung verlängert

* Lehnen Sie Ihren Oberkörper nach vorne oder nach

hinten, um genau diese Übung durchführen nicht

* Maximale Wiederholungen in jedem Satz zu tun.

* 3 bis 4 Sätze

Explosive Kniebeugen

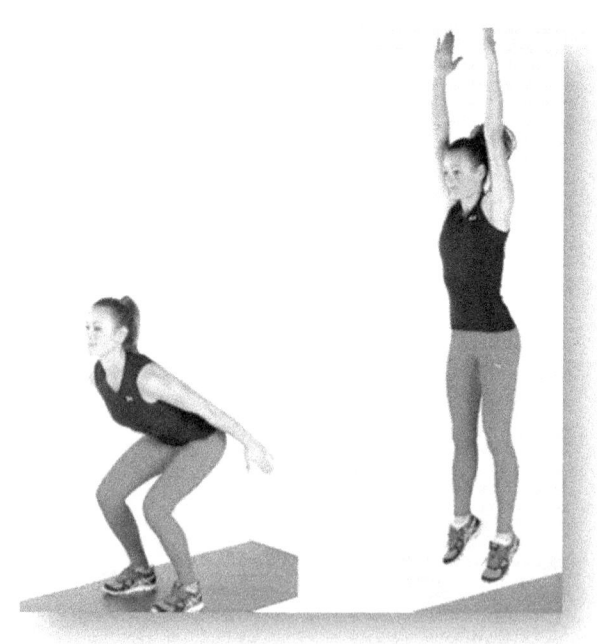

Explosive Kniebeugen sind die Voraus standard Kniebeugen. Diese Übung übt zusätzlichen Stress auf Ihre unteren Körpermuskeln und Rumpfmuskulatur sowie.

Anleitung:

* Halten Sie standard Hocke mit den Händen an den Seiten gerade

* Jetzt, von der Biegung Position springen Sie und versuchen Sie, Ihre Knie zu Ihrer Brust und Land in der Hocke wieder berühren

* So viele Wiederholungen wie Sie mit Leichtigkeit und Ausdauer in jedem Satz tun können

* 3 Komplettsets

Kugel hocken oder einbeinige Kniebeugen

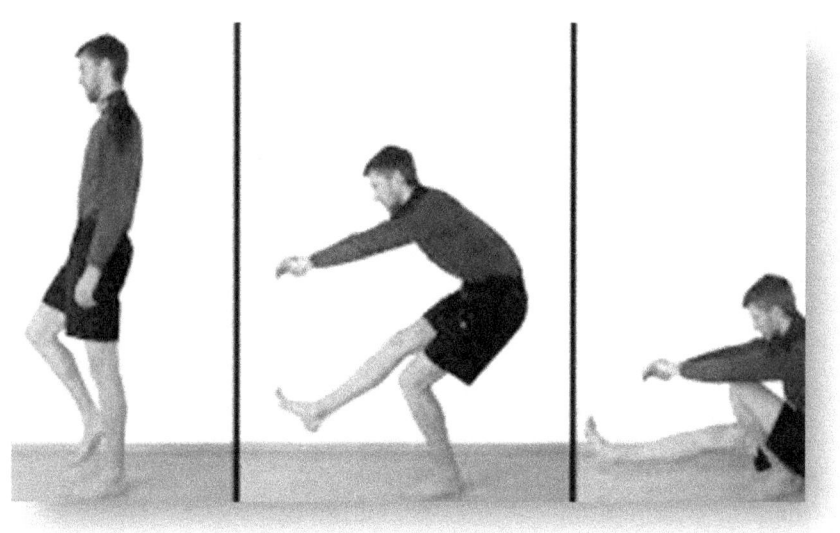

Eine anspruchsvollere hocken ausüben als

Standard und Kniebeugen zu springen.

Anleitung:

* Stehen Sie gerade mit den Beinen schulterbreit auseinander

* Jetzt, in sitzender Position beim Biegen Sie das eine Bein und richten Sie das andere Bein vor Ihnen nach unten verschieben

* Bewegen Sie zurück in die Ausgangsposition und wiederholen Sie diese Übung nach Ihrem Fitness-level

* Wiederholen sie drei Sätze

Ganzkörper-Gymnastik

Brücke halten

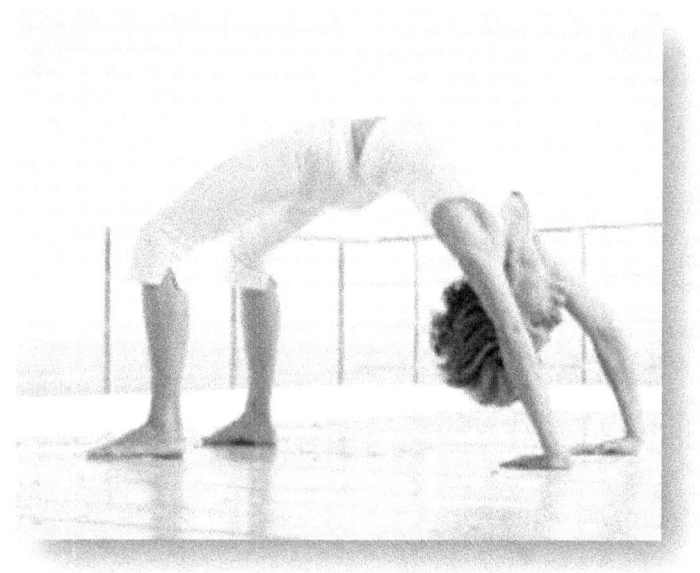

Brücke halten eine Übung in Gymnastik und Martial Arts, Oberkörper Flexibilität zu verbessern praktiziert wird.

Anleitung:

* Starten Sie durch auf dem Rücken auf einem

gepolsterten Boden mit Ihrem Knie gebeugt und die

Füße flach auf dem Boden liegend

* Lass deine Hände in der Nähe von Ohren, während

vor den Fingern beider Hände auf Ihre Schultern und

Ihre Ellbogen skywards

* Greifen Sie fest den Boden mit den Füßen und

Händen

* Jetzt, heben Sie Ihren Oberkörper vom Boden um

eine Kurve oder eine Brücke darstellen, während Sie

die Ellbogen Begradigung

* Versuchen Sie nicht, Ihre Hände und Füße zu

bewegen, halten Sie diese position

* Halten Sie für 10 bis 15 Sekunden jedes Mal

* Rest für 5 bis 10 Sekunden und dann wieder tun

* Wiederholen Sie dies drei Mal

Brücke-Liegestütze

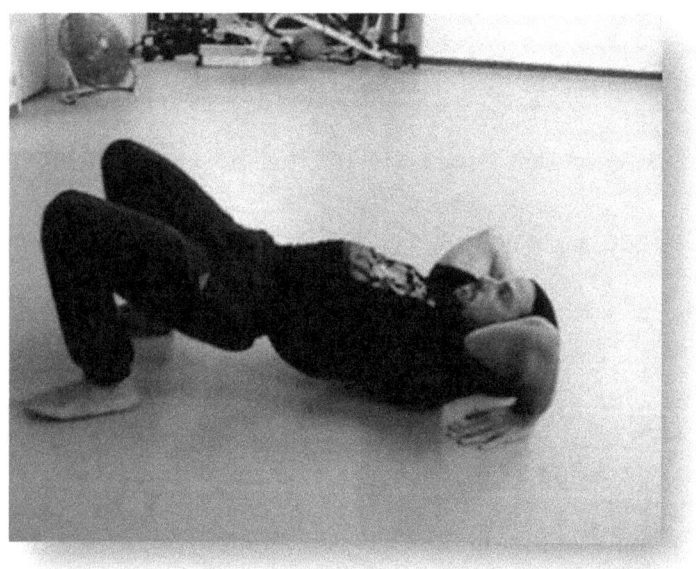

Brücke Liegestütze ist eine vorab-Technik der Brücke

halten, dass zusätzliche Bäume auf Armmuskeln übt.

Anleitung:

* Halten Sie Brücke Position beim Heben Ihren

Körpers in eine Brücke position

* Nun bewegen Sie Ihre Schultern nach unten beim

Biegen Sie die Ellbogen (bringen Sie Ihren Kopf näher

zum Boden) ohne bewegliche Knie

* Machen Sie so viele Liegestütze wie du in jedem

Satz kannst

* 3 Komplettsets

Wand-Handstand

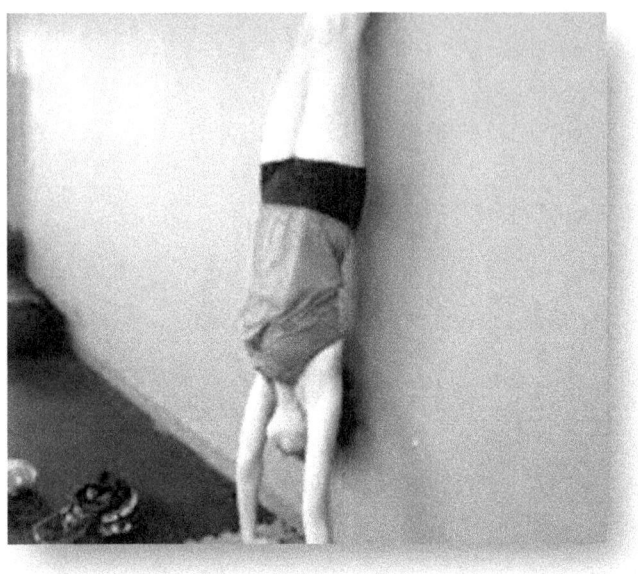

Handstand ist eine beeindruckende und Wirkkörper

Krafttraining durchgeführt in der Regel in der

Gymnastik. Wand-Handstand ist ein Anfänger-

Handstand-Training.

Anleitung:

* Starten Sie indem Sie sich in der Nähe einer Wand

* Halten Sie Handstand Position (Kopf) mit den

Händen auf dem Boden und Ihre Füße auf eine

Mauer um Ihre Handstand zu unterstützen

* Versuchen Sie, Ihre Arme, Rücken und Nacken

gerade halten Sie diese position

* Halten Sie diese Position so lange wie Sie können

Wand Handstand Pushups

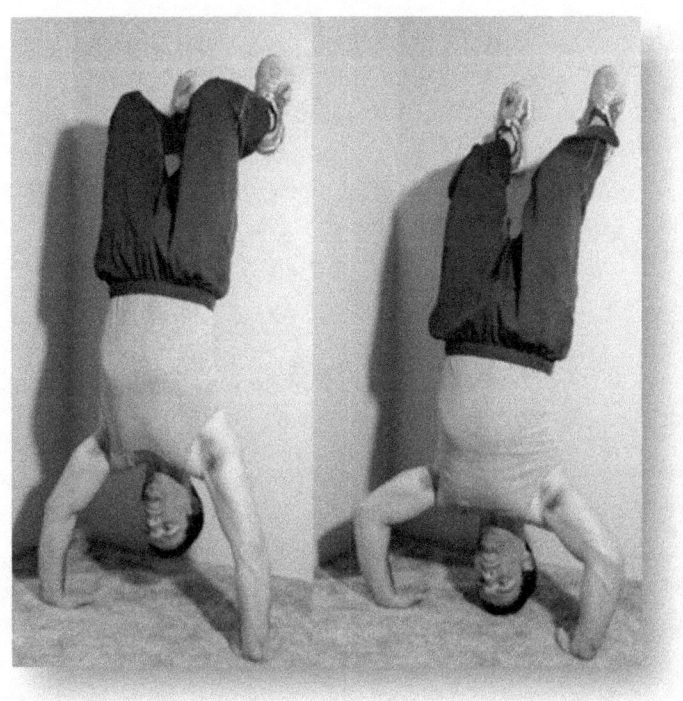

Wand Handstand Pushups ist eine vorab-Technik der Wand Handstand.

Anleitung:

* Halten Sie Wand Handstand Position und unterstützt Ihren Körper

* Tun Sie Liegestütze durch Biegen Sie die Ellbogen und halten Sie Ihre Wirbelsäule gerade

* Unterstützen Sie Ihre Liegestütze mit Ihre Füße mit der Wand

* 10 bis 15 Liegestütze oder so viele wie, die Sie tun können, mit Leichtigkeit, zu tun.

Modifizierte Handstand Pushups

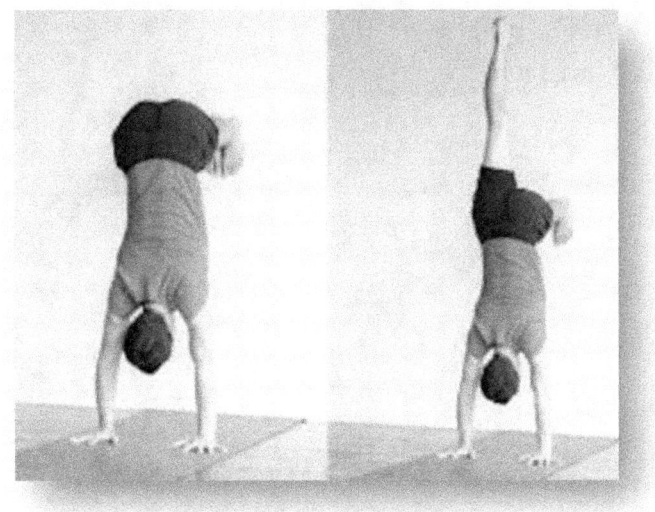

Modifizierte Handstand Pushups ist eine gute

Initiative standard Handstand.

Anleitung:

* Zunächst Halteposition Wand Handstand mit den

Händen auf dem Boden und Ihre Füße mit der Wand

* Biegen Sie Ihre Hüften und dabei Ihre Knie und

Arme gerade bei 90 Grad-Winkel zwischen

Oberschenkel und Bauch

* Jetzt tun, 10 bis 15 Liegestütze in dieser position

* Rest für 10 bis 15 Sekunden

* 3 bis 4 Sätze

Bar-Dips

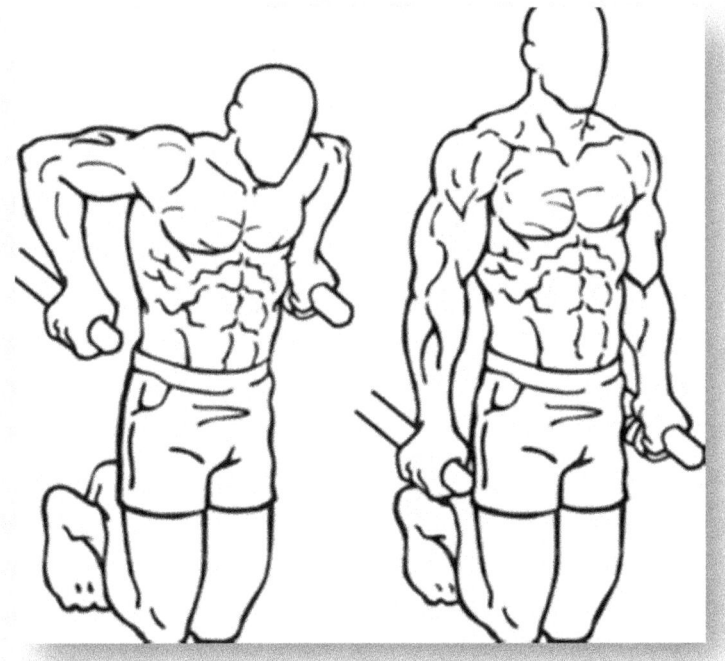

Diese Körper Gewicht Übung ist ein wesentlicher Bestandteil der Gymnastik und Gymnastik, die vor allem die Oberkörpermuskulatur abzielt.

Anleitung:

* Stehen Sie zwischen Barren und fassen die Bars mit beiden Händen

* Heben Sie Ihren gesamten Körper vom Boden durch Begradigung Ihre Arme

* Beugen Sie die Knie und überqueren Sie

* Jetzt, Ihr Unterkörper durch Biegen Ihre Arme in einem Abstand von wo man leicht bewegen sich in die Ausgangsposition um eine Wiederholung zu vervollständigen

* Do 12 bis 15 Wiederholungen in jedem Satz

* 3 bis 4 Sätze

"L" Halt Bar Dips

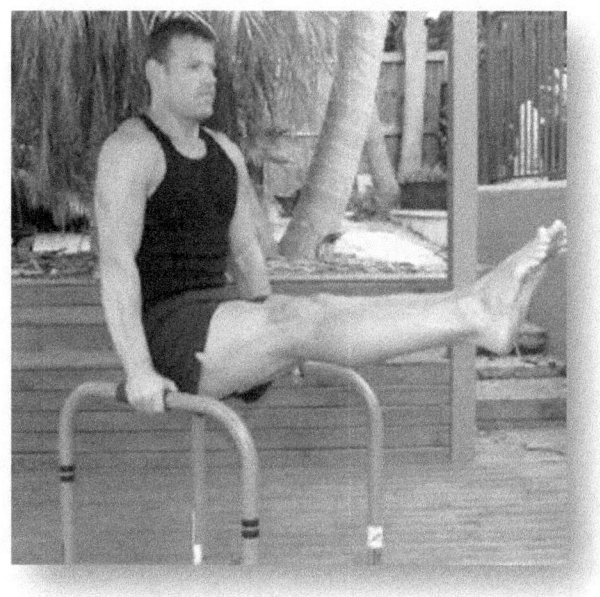

"L" halten bar Dips wird eine Voraus-Technik der bar Dips, die nicht nur Ziele oberen Körper Muskeln, sondern auch gezielt Bauch-Rumpfmuskulatur.

Anleitung:

* Halten Sie eine Bar taucht Position beim Heben Ihren Körpers vom Boden

* Heben Sie die Beine um 90 Grad Winkel zwischen Ihrem angehobenen Beinen und Bauch zu machen

* Jetzt, senken Sie und heben Sie Ihren Körper durch Biegen und richten Ihre Arme bzw. um eine Wiederholung zu vervollständigen

* Do mindestens 12 bis 15 Wiederholungen

* Wiederholen Sie diese Übung 3 bis 4 Mal

High Bar schwingt

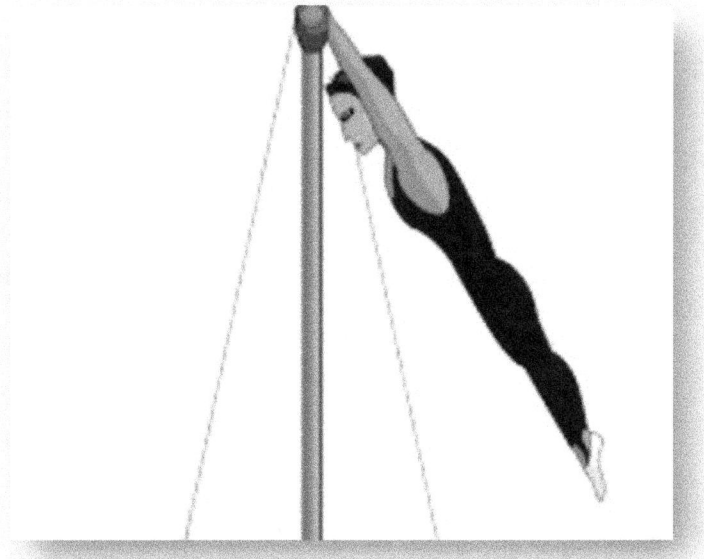

In Turnen und Gymnastik ist Oberkörper

einschließlich Stärke und Stabilität der Schlüssel zum

Fortschritt. Reck Schaukeln Oberkörpermuskeln

stärken.

Anleitung:

* Halten Sie eine hohe Messlatte mit den Hände

schulterbreit auseinander

* Halten Sie Ihre beiden Beine gerade und dicht

beieinander

* Binden Sie ein Seil um das Handgelenk und die Bar

zu vermeiden, fallen beim Schwingen in der Leiste

* Jetzt, Ruck leicht um Ihren ganzen Körper hin und

her wie eine Schaukel zu verschieben

* Kontrollieren Sie Ihre Bewegung mit Hilfe der

Hände

* Biegen Sie Ihre Arme nicht beim Schwingen um

Verletzungen zu vermeiden

* Schwingen Sie mit Ihren Beinen für einen besseren

Schwung wie ein Athlet

Umgekehrtes "L" halten Zehen berühren

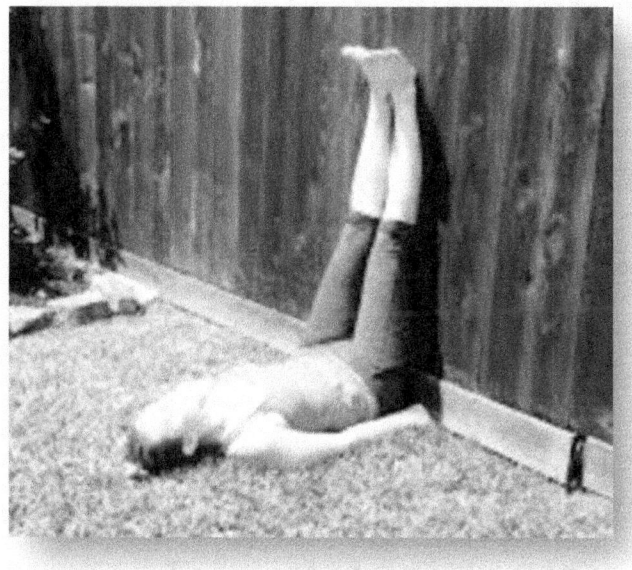

Umgekehrtes "L" halten Zehen berühren ist ein Kern,

Übung, die richtet sich an Bauch-Rumpfmuskulatur

zu stärken.

Anleitung:

* Starten Sie durch auf dem Rücken liegend

* Heben Sie Ihre beiden Beine Skywards um eine Form wie "L" zu machen

* Nun heben Sie Ihren Oberkörper in Richtung, Ihre Zehen mit den Händen berühren und halten Sie Ihre Beine gerade nach oben und dann bewegen schnell wieder in die Ausgangsposition

* Ein Komplettset mit maximale Wiederholungen

* 3 Komplettsets

Frosch springt

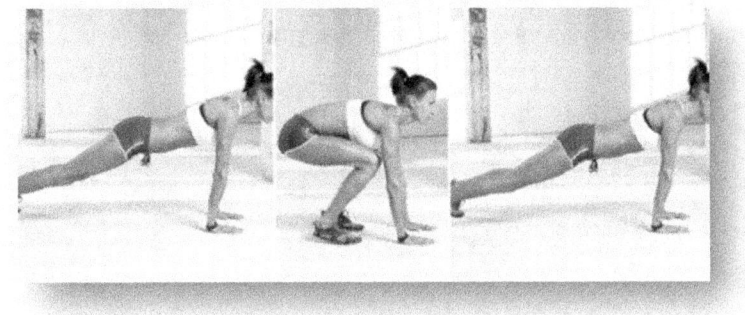

Eine Körper-Gewicht-Übung, die in erster Linie richtet sich an untere Körpermuskeln vor allem Oberschenkel.

Anleitung:

* Starten Sie durch das sitzen auf Ihre Füße mit den Händen auf dem Rücken

* Halten Sie Ihre eine Hand mit anderen

* Jetzt, starten Sie mäßig, springen und vorwärts

* Stehen Sie nicht vollständig beim Springen

(versuchen Sie, Ihren Sprung nicht mehr als einen Fuß

hoch zu halten)

* Springen Sie 10 bis 15 Schritte nach vorn in jedem

Satz oder nach Ihrem Fitness-level

* 3 Komplettsets

Krokodil zu erhöhen

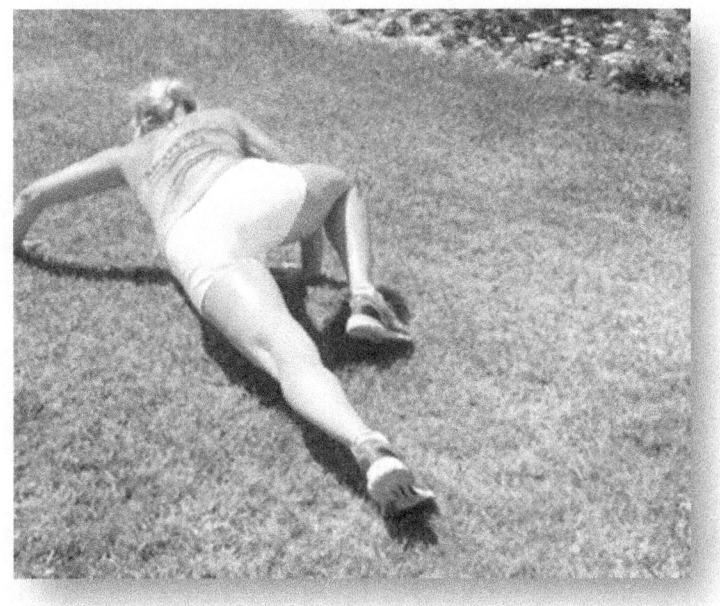

Ein großer Kern-Übung, die nicht nur extra Bauchfett

verbrennt, sondern auch stärkt die Rumpfmuskulatur

und sowie zu gestalten.

Anleitung:

* Liegen Sie auf dem Bauch mit den Händen Ihre Hüften und Ihre Hand Handflächen flach auf dem Boden während Ihre Finger in Richtung Oberkörper vor

* Schließen Sie beide Füße zusammen und heben Sie Ihren Oberkörper ohne Ihre untere Körperhälfte vom Becken durch Begradigung Ihre Arme (wie ein Krokodil)

* Halten Sie diese Position für 10 bis 15 Sekunden jedes Mal

* Wiederholen Sie drei Mal

Bank-Krokodil zu erhöhen

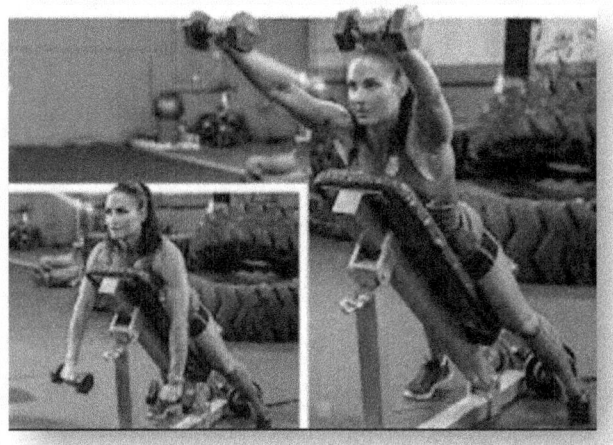

Bank Krokodil Raise ist eine Voraus-Form des

Krokodils erhöhen. Dieser faszinierende Übung

erfolgt auf einer Bank Extradruck auf

Rückenmuskulatur auszuüben.

Anleitung:

* Legen Sie sich auf eine Bank auf dem Bauch mit Ihrem Unterleib auf der Bank und Ihren Oberkörper in der Luft

* Verwenden Sie etwas verankern Ihre Füße zur Unterstützung Ihrer Krokodil-Erhöhung (Sie können Ihren Freund zu halten Ihre Füße fest, Sie unterstützen Fragen)

* Lass deine beiden Hände auf dem Rücken

* Heben Sie Ihren Oberkörper auf die gleiche Weise in standard Krokodil erhöhen

* Halten Sie diese Position für 2 Sekunden und wechseln Sie wieder in die Ausgangsposition zu vervollständigen ein rep

* Do 8-10 Wiederholungen

* Wiederholen Sie diese Übung nicht mehr als zwei Mal, Schmerzen und Hals Rückenbelastung zu vermeiden

* Sie können Hyperextension Bank oder eine einfache Sitzbank (einfache Sitzbank ist schwieriger als Hyperextension Bank)

Modifizierte Zu-bu-Haltung

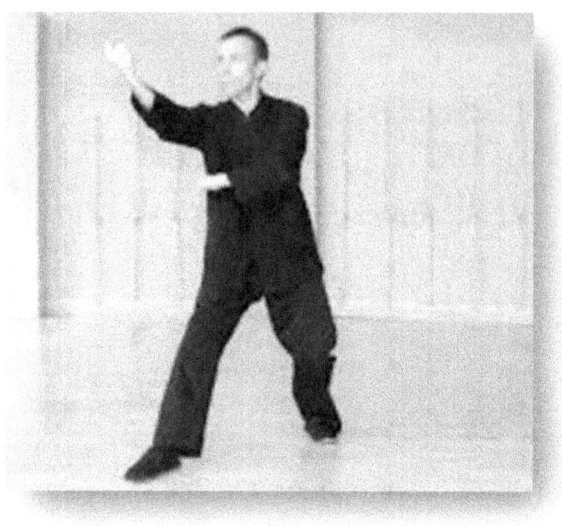

Zu-bu ist eine beliebte Haltung der WUSHU

Kampfkunst. Es ist auch bekannt als leere Haltung,

denn in dieser Haltung, die wir unser ganzes Gewicht

auf unsere hintere Bein ausüben und Vorderbein

nicht belasten.

Anleitung:

* Stand gerade mit dem einen Fuß vor und der andere Fuß zurück

* Ihr hintere Bein verbogen und zeigen Ihre Knie nach außen ca. 45° und dabei das vordere Knie gerade oder leicht gebogen (vorne Strecken Bein übt zusätzlichen Stress auf Ihre hinteren Beinmuskeln)

* Diese Haltung ist etwas anders als Zu-bu Haltung, wo Sie beide Beine beugen müssen. In dieser Haltung brauchen Sie nur Ihre vordere Bein um zusätzlichen Stress auf das hintere Bein ausüben zu begradigen

* Halten Sie diese Position für 2 bis 3 Sekunden und zurück zum Stand und halten Sie dann wieder Zu-bu Haltung um eine Wiederholung zu vervollständigen

* Machen Sie dasselbe für das andere Bein

* Do 10 bis 15 Wiederholungen für jedes Bein

Seitliche Bein heben

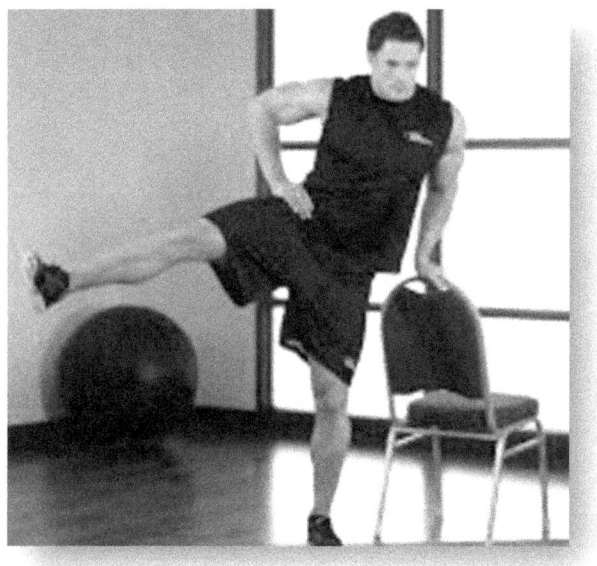

Seite Bein heben ist eine effektive Flexibilität und

Gymnastik Übung die Gluteus Medius und Gluteus

Zip Tensor Faszien Latae richtet.

Anleitung:

* Starten Sie indem Sie sich in der Nähe ein Pole oder

ein Stuhl für die Unterstützung

* Ruhen die Füße zu wenig breiter als deine

Schulterbreite

* Jetzt, heben Sie mäßig das eine Bein seitlich so hoch

wie Sie und dabei das andere Bein gerade mit

Leichtigkeit können, und verschieben Sie dann

zurück in die Ausgangsposition um eine

Wiederholung zu vervollständigen

* Do 12 bis 15 Wiederholungen für jedes Bein

Hintere Bein heben

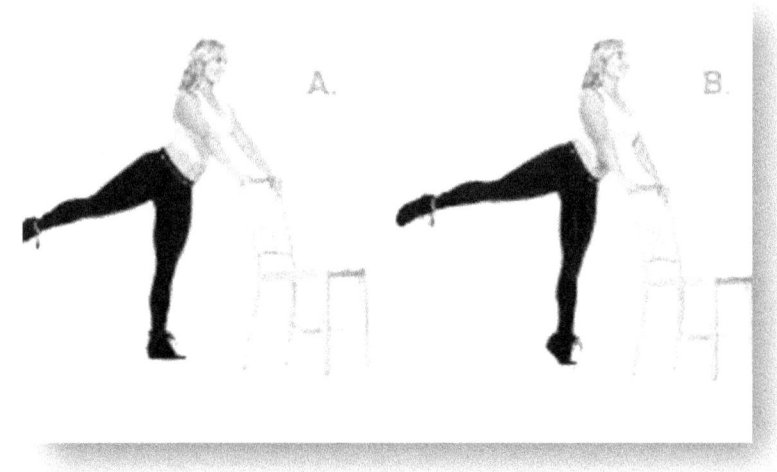

Hintere Bein heben Ziele unteren Rückenmuskulatur einschließlich Hüfte, Oberschenkel und Bauchmuskeln.

Anleitung:

* Stehen Sie gerade mit Ihrem Gesicht in Richtung der
Wand oder an der Pole wirst du als Stütze verwenden

* Lass deine beide Hände an die Wand oder halten Sie
die Pole fest unter Beibehaltung Ihrer Brust in
Richtung der pole

* Schritt Ihr ein Bein leicht nach vorne im Vergleich
zu den anderen

* Jetzt, lehnen Sie sich zurück in eine moderate Weise
so hoch wie Sie können leicht während halten Ihren
Kopf und Schultern nach außen dehnen

* versuchen Sie Ihr Bestes, um Ihren Kick langsam als
Sie zurück zu, bis treten

* do 12 bis 15 Wiederholungen jeweils für beide Beine

* Wiederholen Sie diese Übung 3 Mal oder öfter wenn
Sie zusätzliche oder unangenehmen Fett auf den
Hüften haben

Front-Leg Raise

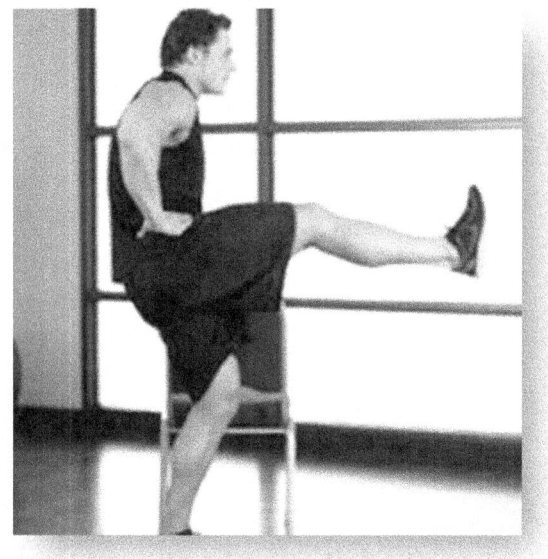

Front-Leg Raise ist ein Körpergewicht oder
Gymnastik-Übung, die Ihre Körpermuskeln der
unteren richtet sich vor allem vordere

Oberschenkelmuskulatur und Bauch-Rumpfmuskulatur.

Anleitung:

* Stand gerade indem ruhen Ihre oberen und unteren Rücken mit der Pole oder eine Wand oder etwas anderes

* Versuchen Sie, Ihren ganzen Körper auf der Pole, wie Rücken und Beine Heften

* Halten Sie die Pole mit beiden Händen über dem Kopf, Ihre Bewegung zu unterstützen

* Jetzt, heben Sie das eine Bein so hoch wie Sie, ohne Bewegung und das andere Bein beugen können

* Do 10 bis 15 Wiederholungen für jedes Bein

* Wiederholen Sie diese Übung 3 Mal für jedes Bein

Dragon-Flagge

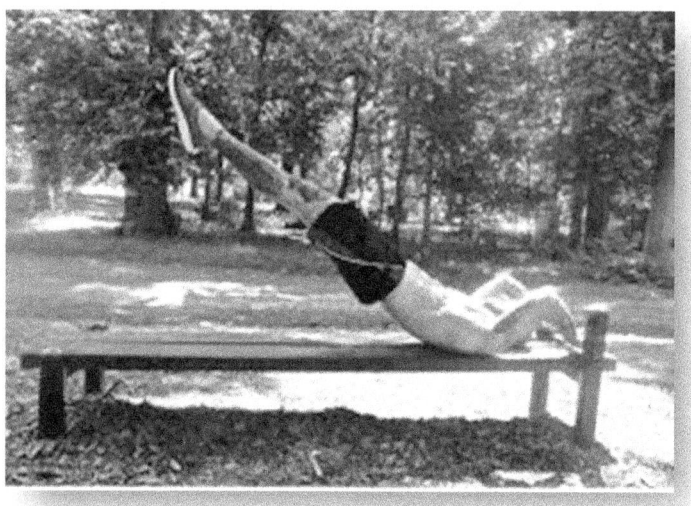

Dragon Flag ist ein Vorschuss Kern-Übungen, die auch härteste Kern und Körper Gewicht ausüben.

Anleitung:

* Lei nach unten auf dem Rücken auf eine Bank mit etwas fester Halt fest (über Kopf)

* Greifen Sie die Fix-Position mit den Händen etwas breiter als deine Schulterbreite für bessere Balance und fahren Sie Ihre beiden Beine direkt (ohne biegen Sie Ihre Knie)

* Heben Sie die Beine so hoch wie möglich und versuchen Sie, alle zu erhöhen, Ihre Körper mit Ihren Beinen außer Ihren oberen Rücken und verschieben Sie dann zurück in die Ausgangsposition

* Machen Sie so viele Wiederholungen wie möglich

* Wiederholen Sie diese Übung 3 Mal oder weniger

* Biegen Sie nicht Ihre Taille um diese Übung korrekt durchführen

Kapitel 5

Ergänzung für die

allgemeine Gesundheit und

Fitness

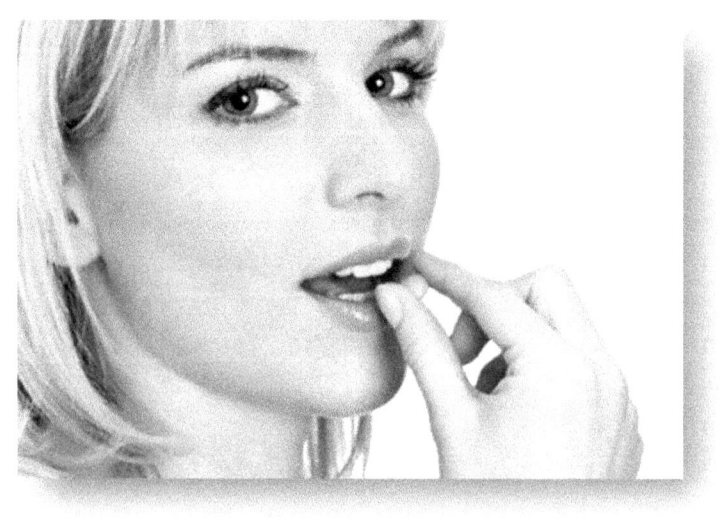

Sie sind mit der Veränderung Ihres Körpers ernst, du musst wirklich trainieren und Essen in der richtigen Weise zu entwickeln, neue Lean Muskelmasse während das unerwünschte Fett loswerden. Aber hart trainiert Ihren Körper von Mineralien, Vitamine und andere Stoffe für Muskelaufbau und Fettverbrennung vermindern kann. Trotz die beste Diät möglich, es ist in der Regel sehr schwer, alle diese wesentlichen Elemente haben, und zwar wo Ergänzungen kommen.

Daher sind hier die besten Supplements, die Ihr Geld Wert sind.

Fisch-Öl

Fischöl ist nachweislich zu verbessern, das Immunsystem und die Leistungsfähigkeit des Gehirns, schützt vor Muskelabbau, gemeinsame Erholung zu steigern und auch Förderung der Fettverbrennung. Der menschliche Körper produzieren kann mehrere Vitamine, Nährstoffe natürlich Fischöl ist eine Sache, die wir nicht in der Lage, natürlich sind und daher, Sie wirklich brauchen, um Ihren Körper mit dem, was Sie brauchen zu liefern zu ergänzen.

Vitamin D

Wenn Sie nicht in direktem Sonnenlicht genug (vorzugsweise für mindestens 20 Minuten täglich zwischen den Stunden von 10:00 bis 14:00 wenn die Strahlen der Sonne am effektivsten sind) gehen werden Sie wahrscheinlich am Ende mit Vitamin D-Mangel. Dies erhöht Ihre Möglichkeiten der Adipositas, stimuliert eine Abnahme der Muskel Masse und macht Sie empfindlicher gegen viele Erkrankungen. Entsprechend einer Forschung haben Männer mit ausreichend Vitamin D besser Testosteronspiegel, der schlanksten Körperzusammensetzung, einen höheren Anteil an Muskelmasse und besser allgemeine Wohlbefinden im Vergleich zu denen mit unzureichender Vitamin d.

Wheyprotein

Kann man eine gute Menge an Protein in Ihrer

Ernährung, aber Protein-Pulver hat noch weitere

Vorteile: Es ist handlich und in der Regel weniger

Kalorien als eine ganze proteinreiche Mahlzeit.

Wheyprotein liefert zweifellos einige markante

Vorteile; Es ist voll von den jemals entscheidend

verzweigtkettige Aminosäuren (BCAA), die eine

wichtige Rolle im Muskelaufbau,

Muskelregeneration, spielen können, und du hast ein

Ideal, auf das gehen essen, das dauert eine Minute,

vorzubereiten.

Probiotika

Alle von uns Essen Sie täglich eine Menge von Lebensmitteln; Allerdings achten wir sehr auf unsere Verdauung. Gesunde Darmbakterien spielen eine wichtige Rolle bei der allgemeinen Gesundheit, Verdauungssystem und Immunität Prozess. Insbesondere können Probiotika helfen verjüngen und pflegen unsere interne Versorgung von nützlichen Bakterien. Darüber hinaus wird dies weniger Gas, Magenschmerzen und Reizungen führen. Es gibt tatsächlich unglaubliche Zahl von verschiedenen Bereichen der Bakterien in unserem Mut. Probiotika helfen dabei, ein gesundes Ökosystem der GI und alles im Gleichgewicht halten.

Kreatin

Diese künstliche Art der Energiequelle, die natürlich im Körper erzeugt lagert sich in den Muskeln während des Trainings verwendet werden. Darüber hinaus ist es nachweislich um zu arbeiten! Mehrere Studien zeigen, dass Kreatin hilft Geschwindigkeit Wiederherstellung und die Entwicklung der Muskelmasse nach einer Trainingseinheit. Creatin bringt auch mehr Wasser in Ihre Muskelzellen, Hinzufügen einer Strecke auf die Zelle, die langfristige Wachstum steigert. In letzter Zeit, ist Kreatin identifiziert, um Niveaus des Insulins, wie Wachstumsfaktor in Muskeln, zu erhöhen, was für vitalisierende Wachstum wichtig ist.

Grüner Tee

Eine Sache, die viele Menschen nicht wirklich wissen ist, dass grüner Tee Kämpfe Fett. Wissenschaftliche Studien haben gezeigt, dass Tiere, die Auszug gegeben sind, weniger Gewicht und Schuppen mehr Fett als Tiere, die ein Placebo erhalten, und wenn es für die Tiere geeignet ist eignet sich für uns auch. Experten empfehlen vorzugsweise fast acht Gläser täglich, die schwer zu folgen für viele Menschen ist also für den einfachsten Weg gehen und nehmen Sie nur eine Ergänzung.

Multivitamine

Sie möglicherweise nicht die wichtigsten

Ergänzungen gibt, aber sie sind immer noch unter der

wichtigste, vor allem für all jene, die nicht

ausreichend Gemüse und Obst essen. Versuchen Sie,

Multi-Vitamin-Ergänzungen zu wählen, die genau,,

ohne die extra Eisen gerichtet sind, da zusätzliche

Mengen dieses Minerals Herzerkrankungen

verursachen. Normalerweise finden Sie nur eine

Tablette, die 100 % Ihren Tagesbedarf hat so viele

Vitamine und Mineralstoffe wie möglich zu liefern.

Magnesium

Haben Sie ausreichende Mengen an Magnesium hilft maximale Gesamtleistung, da der Körper besser in der Lage ist, Energie und Muskelkontraktionen durchzuführen. Studie zeigt die Ergänzung mit Magnesium steigert Produktion roter Blutkörperchen, macht Zink zugänglicher für Energieerzeugung und Muskelkontraktionen und fördert die Beseitigung von Abfallprodukten produziert von intensivem Training, machen es möglich, dass Sie sich schneller zu erholen.

Zink

Zink ist wichtig, denn es ein Mineral Geschenk in jedem Gewebe in Ihrem Körper ist. Es ist ein hochwirksames Antioxidans zum Schutz vor Krebs, Förderung und ist in der Regel direkt verknüpft mit der Erhaltung der Hormonspiegel, die notwendig ist für Muskelaufbau und Fettabbau. Zink spielt eine wichtige Rolle bei der Proteinsynthese und ausreichende Mengen ermöglichen eine leistungsfähigere Version der drei wichtigsten anabolen Hormone: Testosteron, Wachstumshormon und Insulin. Ohne ausreichende Mengen dieser Hormone verpassen Sie Muskelmasse und Kraft Entwicklung Ihre harte Arbeit in der Turnhalle.

Fertig stellen

Nochmals vielen Dank für dieses Buch

herunterladen!

Ich hoffe, dass dieses Buch Ihnen helfen

Ihre Gesundheit und ihr Körperbau zu

verbessern konnte.

Der nächste Schritt ist, anzuwenden,

was Sie gelernt und massive Menge an

Action.

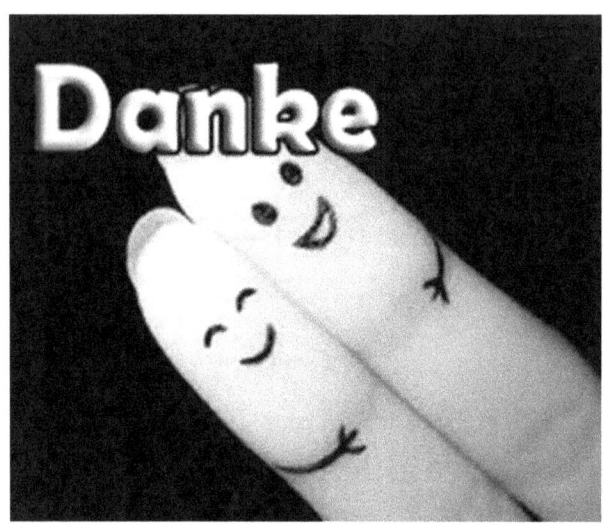

Schließlich, wenn Ihnen dieses Buch gefallen hat, dann würde ich dich um einen Gefallen bitten würden Sie so freundlich genug, um eine Rezension für dieses Buch bei Amazon zu verlassen? Es wäre sehr dankbar!

Vielen Dank und viel Glück!

KLICKEN SIE HIER, UM EINE

BEWERTUNG ABZUGEBEN

Weitere Bücher von anzeigen

ARNOLD YATES

Bodybuilding: Wie man leicht

Muskeln und Masse dauerhaft

halten: 10 X Ihre Ergebnisse und

Körperbau, dass Sie die

gewünschte zu bauen.

Atkins-Diät: Abnehmen und
fühle mich großartig, enthält
Tipps und Rezepte
Hoher Blutdruck: 40
Lebensmittel, die natürlich
werden
Ihren Blutdruck senken

Ich wende mich Ihr gegebene Bild auf ein qualitativ hochwertiges Produkt.
Überzeugen Sie sich selbst
Einen besonderen Bonus für Sie mein Buch kaufen.
Angebot für kurze Zeit!
Klicken Sie hier und senden Sie mir Ihr Bild!

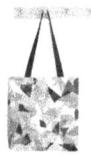 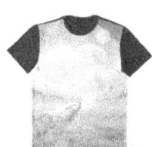 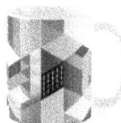 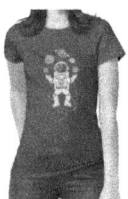

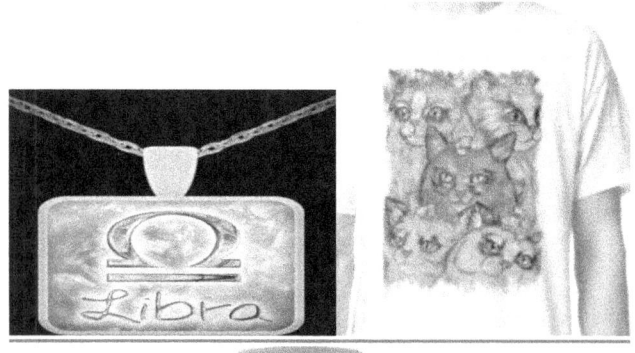

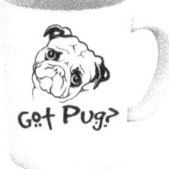